校企合作家政服务与养老服务专业精品教材

老年人服务沟通技巧

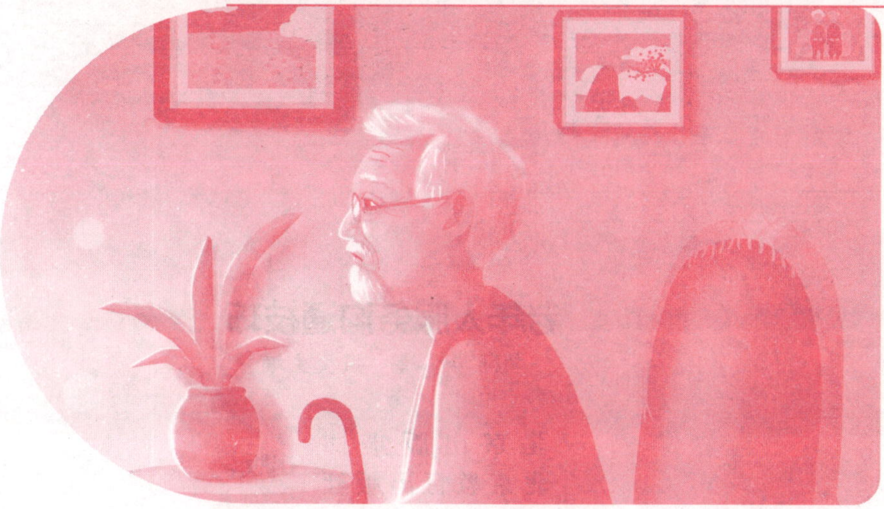

胡萍华　唐　强　主编
俞海燕　主审

教·学
资　源

北京出版集团
北京教育出版社

图书在版编目(CIP)数据

老年人服务沟通技巧 / 胡萍华，唐强主编. -- 北京：北京教育出版社，2024.8. -- ISBN 978-7-5704-6703-7

Ⅰ. R473.2

中国国家版本馆 CIP 数据核字第 20248SR872 号

老年人服务沟通技巧

胡萍华　唐　强　主编

*

北京出版集团
北京教育出版社　出版

（北京北三环中路 6 号）

邮政编码：100120

网址：www.bph.com.cn

京版北教文化传媒股份有限公司总发行

全国各地书店经销

三河市悦鑫印务有限公司印刷

*

787 mm×1 092 mm　16 开本　11 印张　275 千字

2024 年 8 月第 1 版　2024 年 8 月第 1 次印刷

ISBN 978-7-5704-6703-7

定价：39.80 元

质量监督电话：(010)58572650　58572393

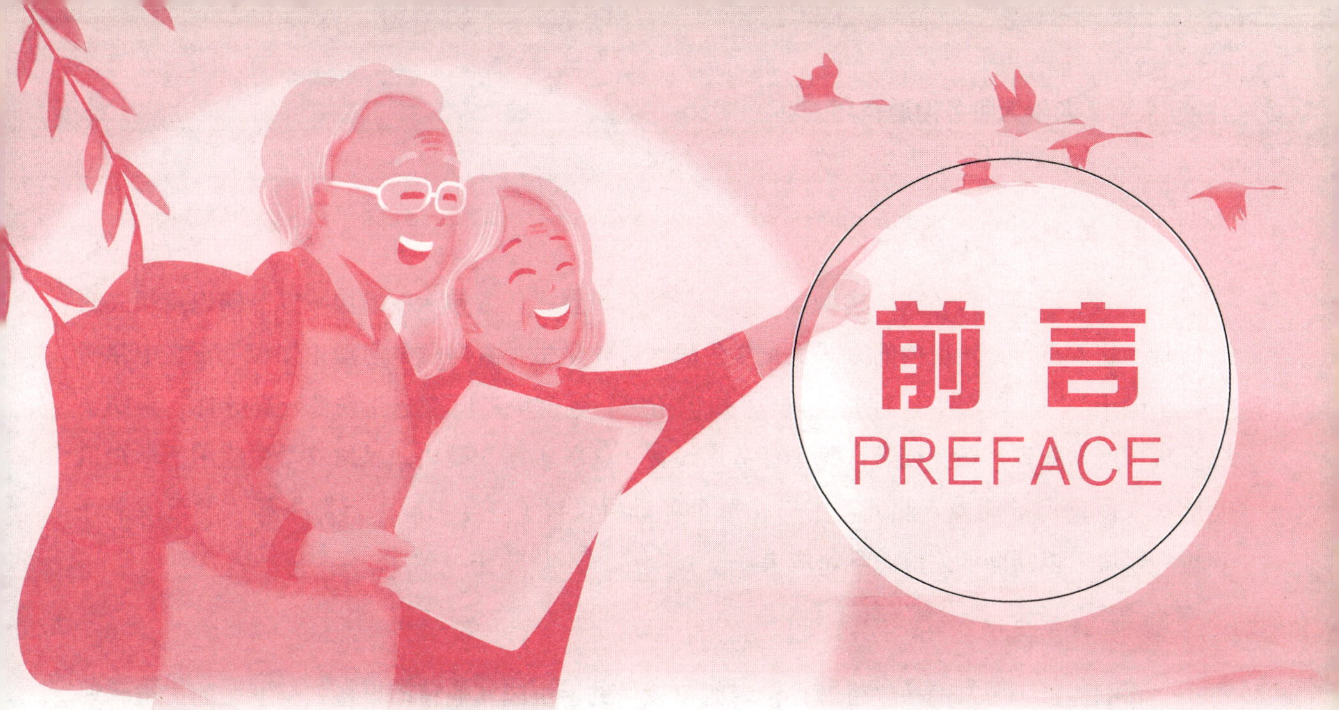

前言
PREFACE

良好的沟通能力是养老服务人员必备的核心素质之一。进行良好的沟通，能够帮助养老服务人员向老年人有效传递信息，深入了解老年人的需求，准确把握其生活习惯和喜好，进而为其提供细致入微的服务，让老年人的晚年生活更加舒心、愉快。

由于老年人存在听力下降、表达困难等沟通障碍，养老服务人员在与他们交流时，必须灵活运用沟通技巧，确保自己所传递的信息能够被老年人正确理解，并在沟通中给予他们足够的关爱和支持。为了培养具备主动沟通意识和掌握有效沟通技巧的养老服务人才，编者精心编写了本书。

具体来说，本书主要有以下特色。

1 强化素养，育人为本

党的二十大报告中指出：“育人的根本在于立德。”本书积极贯彻党的二十大精神，落实立德树人根本任务，在每个项目首页设置了“素质目标”，在正文中设置了“敬老爱老”模块，将尊老敬老传统美德、爱岗敬业精神、人文关怀精神等融入本书中，力求培养德才兼备的养老服务人才。

2 校企合作，职业引领

编者在编写本书时，走访了多个社区和多家养老机构，向一线养老服务人员了解其与老年人沟通时遇到的问题、采取的解决方法等，并将这些内容有机融入本书中，从而使本书内容紧贴岗位实际，让学生能够学以致用。此外，书中的部分案例和图片由编者走访的社区、养老机构和养老服务人员提供，有助于学生更好地了解沟通技巧在老年人服务工作实践中的具体应用。

3 体例新颖，模块丰富

本书采用项目任务式结构编排，每个任务前设置“任务导入”模块，以与知识点相关的情景为切入点，通过提问的方式引发学生思考，使学生带着问题学习理论知识；正文中穿插“小贴士”“同步案例”“课堂互动”“知识拓展”等模块，以增强互动性、趣味性，帮助学生巩固所学知识，拓宽视野；每个任务后设置“任务实施”模块，以培养学生应用所学知识解决实际问题的能力。此外，本书在每个项目后设置了“学习成果自测”和“学习成果评价”模块，以帮助学生检验学习成果。

4 平台支撑，资源丰富

本书提供了丰富的数字资源，读者既可以借助手机或其他移动设备扫描书中的二维码观看微课视频，也可以登录文旌综合教育平台“文旌课堂”查看和下载本书配套资源，如课件、微课、教案、“学习成果自测”答案等。读者在使用本书的过程中有任何疑问，都可以登录该平台寻求帮助。

此外，本书还提供了在线题库，支持“教学作业，一键发布”，教师只需通过微信或“文旌课堂”App 扫描扉页二维码，即可迅速选题、一键发布、智能批改，并查看学生的作业分析报告，从而提高教学效率、提升教学体验。学生可在线完成作业，巩固所学知识，提高学习效率。

本书由胡萍华、唐强担任主编，俞海燕担任主审，林燕、林黎、林珊、涂凤兰、刘芬担任副主编。由于编者水平有限，书中难免存在疏漏与不妥之处，诚请广大读者批评指正。

特别说明：

（1）编者在编写本书的过程中，参考了大量资料并引用了部分文字和图片等。大部分引用的资料已获授权，但由于部分资料来自网络，我们未能确认出处，也暂时无法联系到原作者。对此，我们深表歉意，并欢迎原作者随时与我们联系，我们将按规定支付酬劳。

（2）本书没有注明资料来源的案例均为编者自编或根据真实事件改编。

本书配套资源下载网址和联系方式

网址：https://www.wenjingketang.com

电话：400-117-9835

邮箱：book@wenjingketang.com

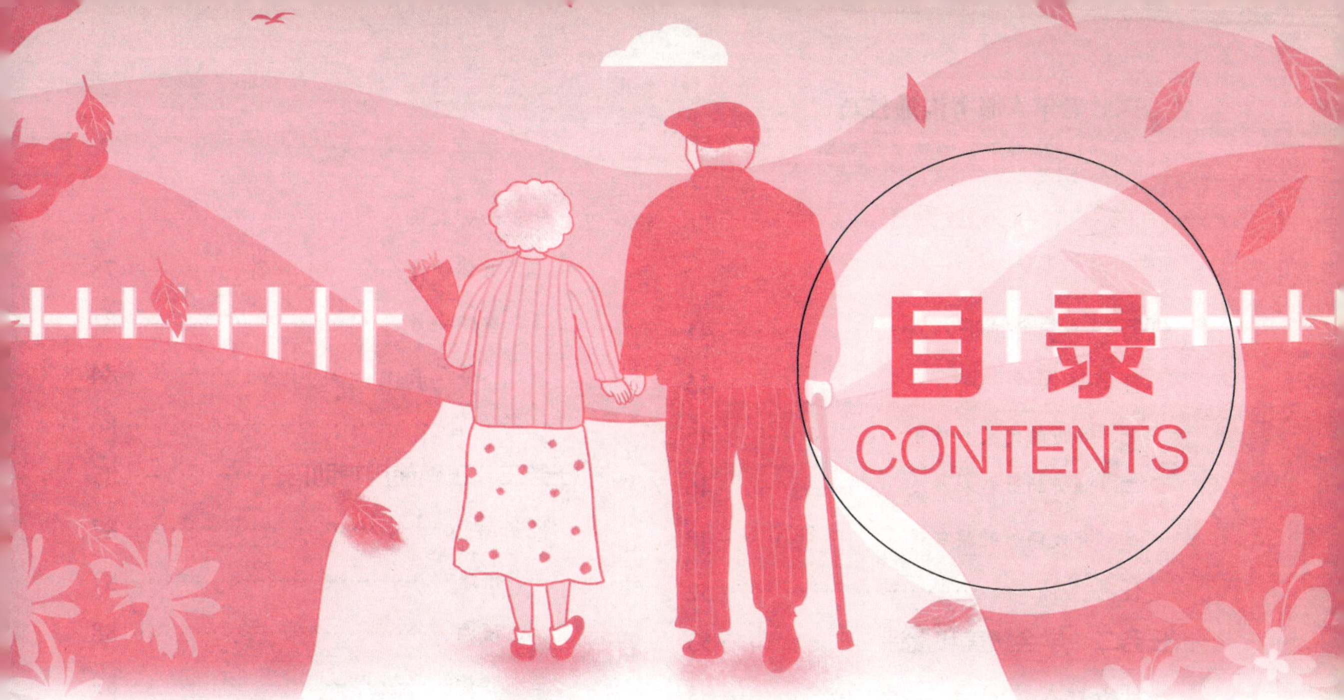

目录 CONTENTS

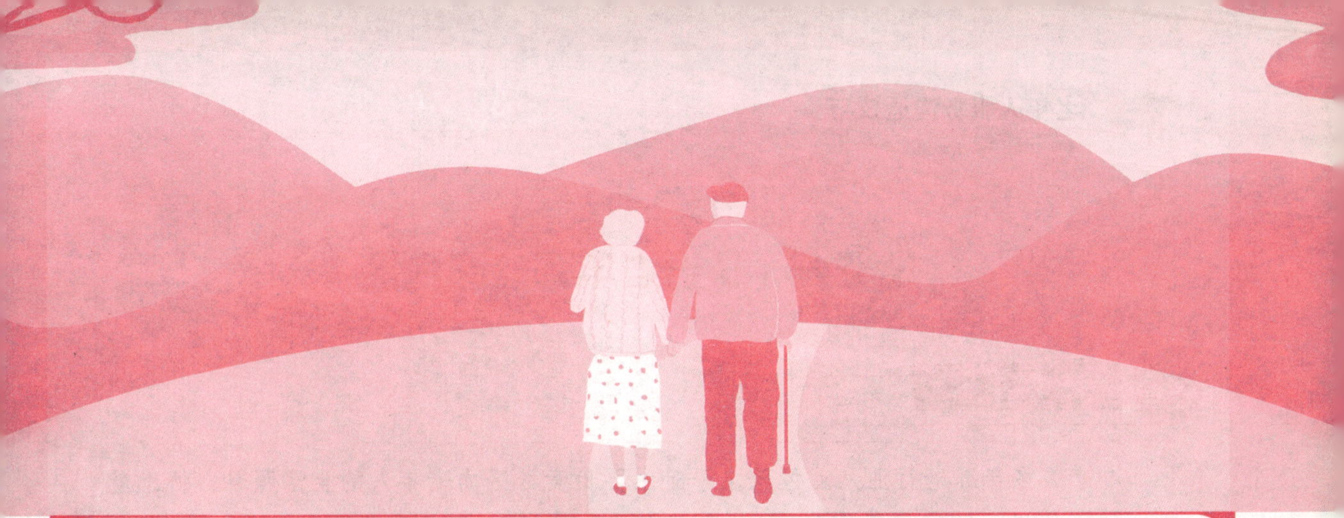

项目一 老年人服务沟通概述

项目引言

在老年人服务过程中，沟通无处不在。通过有效的沟通，养老服务人员可以了解老年人的需求，进而为老年人提供优质服务，提高其生活质量，还可以为老年人提供精神慰藉，促进其心理健康。

知识目标

- 了解老年人服务沟通的要素和意义。
- 熟悉老年人服务沟通的分类和原则。
- 熟悉影响老年人服务沟通的因素。
- 掌握老年人服务沟通的环节。

素质目标

- 形成主动与老年人沟通的意识，乐于与老年人交流。
- 学会理解、尊重老年人，培养尊老敬老的品质。

任务一　认识老年人服务沟通

任务导入

小李有多年养老行业从业经验，平时主要负责社区内老年人的生活照料、协助就医、探访关爱等工作，需要经常与老年人及其家属沟通。有时，小李对老年人点头、微笑，致以问候，就能完成一次简单的沟通。有时，为了鼓励老年人参加活动，小李需要与老年人多次沟通。

在服务过程中，小李采取的沟通形式十分多样。有时，她会将多位老年人聚在一起，在轻松愉快的氛围里与他们沟通；有时，她会单独找某位老年人促膝长谈。遇上健谈的老年人，她会以倾听为主；遇上沉默寡言的老年人，她会主动寻找话题，以激发老年人的沟通兴趣。探访时，她会在笔记本上记录和老年人谈话的内容；在社区与老年人偶遇时，她会与老年人拉家常。

小李说："我还要继续学习与老年人沟通的技巧。我在与老年人沟通时，也会遇到一些困难。对于同样的信息，有的老年人能很快接收并理解，有的老年人却很难理解，需要我反复解释。"

思考：

（1）老年人服务沟通的意义有哪些？

（2）影响老年人服务沟通的因素有哪些？

一、老年人服务沟通的要素

沟通是指人与人之间传递信息、沟通思想、交流感情的过程。老年人服务沟通是指在提供养老服务的过程中，养老服务人员与老年人、老年人家属等进行的信息交流和互动。老年人服务沟通的过程如图 1-1 所示。

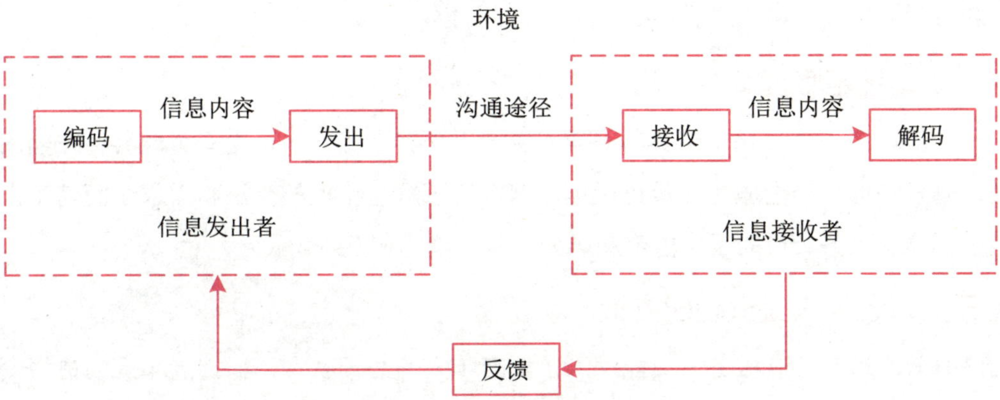

图 1-1　老年人服务沟通的过程

由图 1-1 可以看出，老年人服务沟通包含以下要素：

（1）环境：沟通时所处的场所。

（2）信息发出者：将信息编码并发出信息的人。

（3）信息接收者：接收信息并将信息解码的人。

（4）信息内容：信息发出者希望传达的观点、态度和意见等。

（5）沟通途径：信息从信息发出者传递到信息接收者所通过的渠道。

小 贴 士

在沟通过程中，信息发出者和信息接收者两个要素可以相互转化。例如，护理员小李说："王爷爷，您的气色看起来真不错呀！"此时，小李是信息发出者，王爷爷是信息接收者。若王爷爷对小李说的话做出回应，则王爷爷成为信息发出者，小李成为信息接收者。

二、老年人服务沟通的意义

沟通是养老服务人员与老年人联系的纽带。老年人服务沟通的意义主要包括传递和获取信息、增进相互理解、为老年人提供心理支持和促进老年人社会参与。

（一）传递和获取信息

沟通有助于养老服务人员准确、及时地传递和获取信息。在服务过程中，养老服务人员需要向老年人传递各种信息，如生活照料服务信息、文化娱乐服务信息、安全注意事项等。同时，养老服务人员也需要通过沟通获取老年人的反馈信息，以便及时根据反馈信息调整服务内容和方式，提高服务质量。

（二）增进相互理解

由于年龄、经历、文化背景等的差异，老年人和养老服务人员之间可能会存在隔阂、分歧。通过有效沟通，养老服务人员可以更加深入地了解老年人的想法和需求，而老年人也能更好地了解养老服务人员的工作内容和难处，从而增进相互理解。

（三）为老年人提供心理支持

通过有效沟通，养老服务人员能深入了解老年人的心理状态，捕捉老年人的情绪变化，从而能更有针对性地提供心理支持，帮助老年人缓解孤独、焦虑等负面情绪，提高心理健康水平。

（四）促进老年人社会参与

养老服务人员在沟通中鼓励老年人分享自己的观点，能让老年人感受到自己的价值，增强自信心，从而提高参与社会活动的积极性。此外，养老服务人员还能通过沟通了解老年人的兴趣爱好、技能特长等信息，并根据这些信息鼓励老年人参加兴趣小组、节日活动等，为老年人提供更多的社交机会。

敬老爱老

暖心“唠嗑队”

2024 年春节期间，某社区成立了“唠嗑队”，小谢被选为队长。从除夕开始，小谢和队员们每天登门和独居老年人聊天，帮他们做家务。

何奶奶是小谢登门探访的第一位独居老年人。家里没药了、电灯坏了、下水道堵了……遇到这些问题，何奶奶总是先给小谢打电话求助。每逢春节，小谢都会去探望何奶奶，帮她包饺子。“高兴、真高兴，看到你我真的太高兴了。”何奶奶热情地招呼着刚进门的小谢。小谢一边放下带来的水果，一边走向厨房去收拾未洗的碗筷。“过年你还惦记着我，真的太谢谢你了。”“您不用客气，咱们相识就是缘分。”两人你一言我一语地聊着。

赵奶奶与小谢认识也好多年了。来到赵奶奶家里探访时，小谢一边擦抽油烟机，一边对赵奶奶说：“谈政策、聊保健、说厨艺，您现在的‘唠嗑’水平越来越高了。”“还不是多亏了你的帮助。我视力不好，你给我买的收音机可派上大用场了，你没来的时候，我天天听新闻，知道了好多事，就等着你来时和你说呢。”嗑着瓜子，吃着花生，赵奶奶与小谢高兴地聊着，屋里欢声笑语不断。

小谢说："我们会继续走访、探望独居老年人，让更多独居老年人晚年不孤单、不寂寞。我这个'唠嗑队队长'的任务还重着呢。"

三、老年人服务沟通的分类

（一）语言沟通和非语言沟通

为老年人服务时的沟通技巧

按信息载体划分，可以将老年人服务沟通分为语言沟通和非语言沟通。

1．语言沟通

语言沟通是指以语词符号为载体实现的沟通，主要包括口头沟通、书面沟通和电子沟通等。其中，口头沟通是一种借助口头语言进行信息交流的沟通方式，主要包括面谈（见图 1-2）、演讲、电话沟通等形式。口头沟通是在老年人服务中使用范围最广、频率最高的沟通方式。书面沟通是一种用书面语言进行信息交流的沟通方式，主要包括信件、内部报刊、布告等形式。电子沟通是一种以计算机技术与电子通信技术组合而产生的信息交流技术为基础的沟通方式。电子沟通具有信息传递速度快、传播距离远、信息容量大等优点。由于一些老年人难以熟练使用电子沟通工具，电子沟通方式在老年人服务中应用较少。

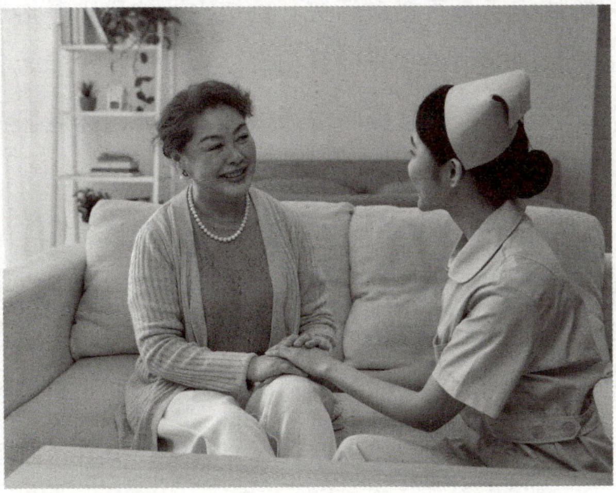

图 1-2　面谈

2．非语言沟通

非语言沟通是指通过声音、视觉、嗅觉、触觉等多种渠道传递信息的沟通。非语言沟通主要包括辅助语言，如说话速率；动作表情语言，如动作、眼神；等等。在老年人服务沟通中，非语言沟通占有非常重要的地位，它能表达个人内心的真实感受，还能表达许多难以用语言表达的情感、情绪等。

（二）单向沟通和双向沟通

按是否有信息反馈划分，可以将老年人服务沟通分为单向沟通和双向沟通。

1．单向沟通

单向沟通是指没有信息反馈的沟通，如指示、通知、命令等。单向沟通速度快，信息发出者压力小，但是信息接收者没有反馈的机会，难以产生平等感和参与感，不利于双方建立感情。

2．双向沟通

双向沟通是指有信息反馈的沟通，如讨论、协商等。双向沟通信息准确性较高，信息接收者有反馈的机会，容易产生平等感和参与感，有助于双方建立感情。一般来说，养老服务人员与老年人沟通时应采用双向沟通。

（三）直接沟通和间接沟通

按是否有中间人划分，可以将老年人服务沟通分为直接沟通和间接沟通。

1．直接沟通

直接沟通是指信息发出者和信息接收者直接进行的沟通，如养老服务人员与老年人进行面谈或借助电话、网络等通信工具直接对话等。直接沟通的优点是沟通双方能够直接感受到对方的情绪，不会造成信息遗漏或失真，而且信息反馈迅速、沟通效果较好。直接沟通的缺点是当沟通双方情绪波动较大时，其会影响沟通进程。例如，养老服务人员的话语让老年人感到不满时，老年人可能会发怒，从而造成沟通中断。

2．间接沟通

间接沟通是指信息发出者和信息接收者之间存在一个或一个以上中间人的沟通，如养老院院长的指示经过护理部主任等中间人传达给护理员，老年人的需求经护理员等中间人传达给老年人家属等。间接沟通的优点是沟通效果不会受到感情、沟通氛围等因素的影响；缺点是在沟通过程中无法体现信息发出者和信息接收者的态度、感情，而且中间人过多时可能会造成信息遗漏或失真。

同步案例

间接沟通造成的误会

在某养老院里，周奶奶告诉护理员：“我最近血压有点儿高，降压药快吃完了，麻烦你给我女儿打电话让她下周送药过来。”

护理员便拨打了周奶奶女儿的电话，但电话一直没人接。护理员又拨打了周奶奶家里的电话，周奶奶的孙子接了电话。护理员对周奶奶的孙子说：“你奶奶血压太高，药快吃完了。告诉你妈妈，赶紧送药过来。”周奶奶的孙子误以为奶奶的病情非常严重，甚至可能危及生命，便这样告诉周奶奶的女儿：“奶奶血压太高，没药治了，你快点儿去养老院。”周奶奶的女儿一听吓坏了，赶到养老院后，却发现周奶奶正坐着晒太阳呢。

在这个案例中，周奶奶的需求经过护理员、周奶奶的孙子，传递给了周奶奶的女儿，在这个过程中，信息被更改，造成了误会。一方面，护理员在转述周奶奶的需求时，提到了“血压太高”和“赶紧送药过来”，这样的表述容易让人产生周奶奶病情危急的错觉。另一方面，护理员联系周奶奶的女儿没有成功，于是转而联系周奶奶的孙子，这种间接沟通方式增加了信息失真的可能性，最终使得周奶奶的孙子向母亲传达了错误的信息。

（四）正式沟通和非正式沟通

按沟通渠道划分，可以将老年人服务沟通分为正式沟通和非正式沟通。

1. 正式沟通

正式沟通是指以正式组织系统为渠道的沟通。例如，在养老院签订养老服务合同时，养老服务人员与老年人及其家属的沟通就属于正式沟通。正式沟通的优点是沟通渠道固定，沟通具有较强的约束力和权威性，从而易于保持沟通信息的准确性；缺点是沟通速度慢，沟通形式刻板。在正式沟通中，沟通双方用词会更慎重，在仪容仪表、目光接触等方面也会十分注意。

2. 非正式沟通

非正式沟通是指以非正式组织系统或个人为渠道的信息传递，如养老院里老年人之间的闲聊（见图 1-3）、养老服务人员与老年人的闲聊等。非正式沟通的优点是沟通范围广、沟通形式灵活、沟通速度快，能获取正式沟通无法获取的信息；缺点是信息容易失真。人们在非正式沟通中往往会比较随意、放松，更容易表达自己的思想、动机、态度、情感等。

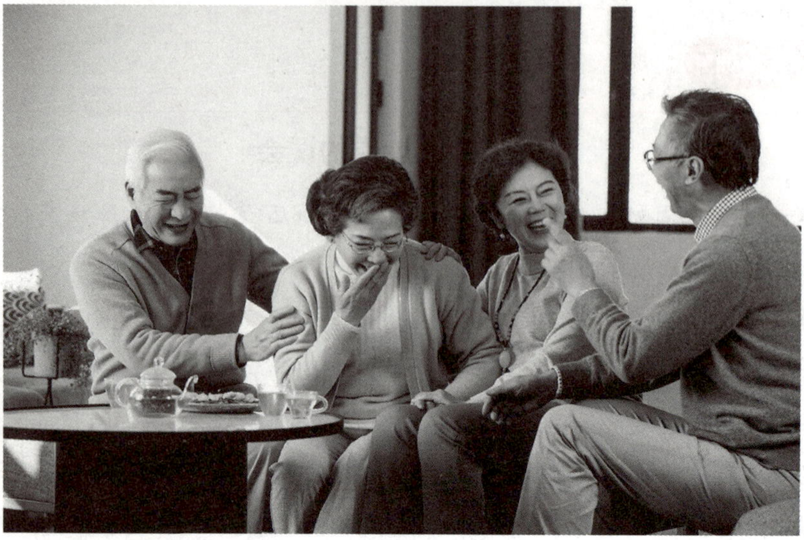

图 1-3　老年人之间的闲聊

课堂互动

请判断以下沟通分别属于哪些类型：

（1）小王是一名护理员，在上门为钱爷爷提供服务时，一直保持微笑。

（2）小张是一名志愿者，在养老院进行志愿服务的过程中，向身边的老人介绍道：“爷爷，您好，我是小张。今天由我为您打扫卫生。”

（3）在养老院召开的工作总结会议上，护理部主任表扬了护理员小吴：“小吴本季度的服务满意度位列全院第一。”

（4）社区食堂想要征询社区内的老年人对膳食服务的意见和建议，让工作人员在社区公告栏上贴出告示，通知老年人到社区食堂填写调查问卷。

四、老年人服务沟通的原则

在老年人服务沟通中，养老服务人员要遵循理解原则、尊重原则、共情原则和互动原则。

（一）理解原则

养老服务人员应客观认识老年人的生理、心理特点，理解老年人的身心变化。在老年人服务沟通中，理解原则具体体现在以下两个方面：

（1）理解老年人的生理变化。老年人的生理变化既体现在外表的改变上，如弯腰驼背、皮肤粗糙等，又体现在身体功能的退化上，如反应迟缓、听力下降等。只有理解老年人的生理变化，养老服务人员才能在沟通过程中理解老年人的难处，保持耐心。

（2）理解老年人的心理变化。老年人常常会因为健康问题、家庭矛盾等产生不安、焦虑等负面情绪。养老服务人员应当理解他们的心理变化，在沟通过程中给予他们安慰和支持，不因他们情绪不好而与他们发生争执。

（二）尊重原则

尊重即尊敬和重视。在老年人服务沟通中，尊重原则具体体现在以下几个方面：

（1）态度友善。无论老年人提出什么样的需求或问题，养老服务人员都应保持态度友善，用温和的语气回应；避免使用冷漠或不耐烦的语气，更不得以任何形式贬低或侮辱老年人。

（2）耐心倾听。由于身体机能衰退、思维反应变慢，老年人需要更多的时间来思考和表达。在与老年人沟通时，养老服务人员应给予他们充分的时间思考和表达，耐心倾听他们的诉求。

（3）尊重隐私。养老服务人员应避免询问老年人过于敏感的问题，如老年人的家庭矛盾等；严格保护老年人的隐私，如身份信息、家庭住址、联系方式等，不得随意泄露。

（4）使用礼貌用语。在与老年人沟通时，养老服务人员应使用“您”“谢谢”“请”等礼貌用语，让老年人感受到被尊重。

知识拓展

如何让老年人感受到被尊重

尊重老年人，不只是关注老年人的生理需求，还需要关注老年人的心理需求。想要让老年人感受到被尊重，不能忽略以下细节：

（1）使用老年人喜欢的称呼。养老服务人员在照护老年人时，可以先了解他们喜欢什么样的称呼，使用老年人喜欢的称呼能让老年人在沟通时自在一些。在相互不熟悉的情况下，养老服务人员不要随意给老年人起昵称。

（2）沟通时与老年人保持视线在同一水平线上。如老年人坐着，则养老服务人员也可以坐着与其沟通（见图 1-4），与老年人保持视线在同一水平线上，以示尊重。

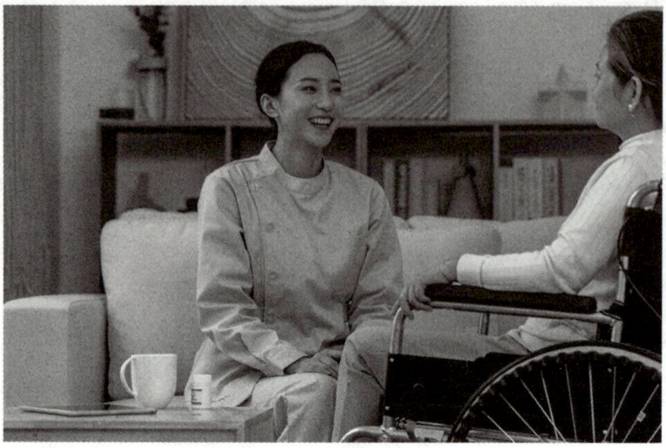

图 1-4　坐着与老年人沟通

（3）优先与老年人本人交谈。老年人害怕被忽视，如果养老服务人员想询问老年人问题，最好先询问老年人本人，再询问老年人身边的家属。

（三）共情原则

共情亦称同理心，是指感受、理解、分享他人情绪状态的能力。共情原则要求养老服务人员认真倾听老年人的话语，设身处地地理解老年人的内心感受，与老年人达到一定程度的情感共鸣。共情原则在老年人服务沟通中的积极作用如下：

（1）共情能使老年人感受到被理解、被接纳，进而对养老服务人员产生亲近感、信任感。当感受到共情时，老年人会更愿意分享自己的内心世界，表达自己的情感。

（2）共情能使养老服务人员站在老年人的角度思考问题，更好地理解老年人的需求和感受，从而以更合适的方式与老年人沟通，使沟通更加顺畅。

（四）互动原则

互动原则强调养老服务人员与老年人之间的双向交流。每位老年人都有其独特的想法、感受等，养老服务人员在与老年人沟通时，可以通过主动提问，鼓励和引导老年人分享自己的想法、感受等。此外，在老年人说话时，养老服务人员要认真、耐心地倾听，并及时给予反馈，注意不要随意打断老年人。

五、影响老年人服务沟通的因素

影响老年人服务沟通的因素主要可分为个人因素、社会因素和沟通环境因素。

（一）个人因素

1. 生理因素

（1）年龄、性别。沟通者的年龄、性别对沟通效果会产生不同程度的影响。例如，高龄老年人一般难以理解一些网络用语，女性老年人可能更注重沟通中的情感表达。因此，在沟通过程中，养老服务人员应根据老年人的年龄、性别等的差异，灵活运用沟通技巧。

（2）暂时性身体不适，包括疼痛、饥饿、疲劳等。沟通者身体不适时难以集中精力，甚至不愿意沟通。

（3）生理缺陷。主要包括以下几种情况：① 肢体不健全；② 感官功能不健全，如失聪、失明等；③ 智力发育不健全。在与有生理缺陷的沟通对象沟通时，应采用特殊的沟通方式，如与听力障碍老年人沟通时使用手语（见图 1-5）。

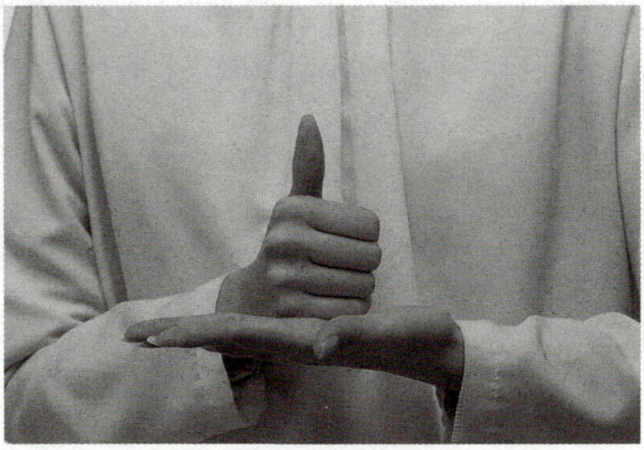

图 1-5　使用手语

2. 心理因素

（1）性格因素。一般来说，性格外向的人热情、开朗、健谈，与其沟通比较轻松；性格内向的人谨慎、安静、含蓄，不喜社交，与其沟通往往会遇到许多困难。养老服务人员在与老年人沟通前，可以向老年人的家属或者熟悉老年人的其他人了解老年人的性格特点。如老年人不善言辞，则养老服务人员要主动寻找话题，拉近与老年人的关系。

（2）情绪因素。情绪是一种具有感染力的心理因素，可直接影响沟通的有效性。一般而言，愉快的情绪可增强沟通者的沟通兴趣；焦虑、烦躁的情绪会干扰沟通者传递、接收信息；愤怒、激动的情绪会导致沟通者对某些信息出现过度反应；悲痛、伤感的情绪会导致沟通者反应迟钝，忽视某些信息，从而影响沟通效果。养老服务人员应选择在老年人情绪较好时与其沟通。

（二）社会因素

社会因素主要包括特定的价值观、行为方式、伦理道德规范、宗教信仰、风俗习惯等。

不同地区、民族的文化有其鲜明的特征，会影响人们沟通的内容和形式。养老服务人员在与老年人沟通时，应注意尊重不同的文化传统和风俗习惯，以便沟通顺利进行。

（三）沟通环境因素

（1）安静程度。在进行口头沟通时，安静的环境是有效沟通的前提。电话铃声、开关门窗的碰撞声、嘈杂的脚步声以及与沟通无关的谈笑声等，都会影响沟通的正常进行。因此，养老服务人员在与老年人沟通时，应尽量选择安静的环境，避开噪声源。

（2）环境氛围。沟通场所的光线、温度、气味、色彩等，都会影响沟通。沟通场所光线昏暗，易使沟通者看不清对方的表情。室温过高或过低、室内有难闻的气味等，会使沟通者难以集中注意力。色彩淡雅、庄重的环境布置，有利于沟通者集中精力进行正式会谈；色彩艳丽、活泼的环境布置，可使沟通者感到放松、愉快，有利于促膝谈心。

（3）隐私保护条件。当沟通内容涉及个人隐私时，若有无关人员在场，则会干扰沟通；而在较为隐秘的场所沟通，有利于沟通者消除顾虑、畅所欲言。养老服务人员在公共场所与老年人沟通时不宜讨论涉及隐私的话题。

任务实施

沟通行为案例分析

【任务背景】

郭爷爷，75 岁，在养老院居住。一天，在食堂就餐时，郭爷爷说想吃一些水果，就让护理员小赵帮他购买，并跟小赵说了自己的具体需求。但食堂环境太嘈杂，小赵没听清楚。购买水果时，小赵想着郭爷爷牙齿不好，不宜吃较硬的水果，便自作主张为郭爷爷购买了香蕉。郭爷爷看到小赵买错了水果，非常生气。小赵说："您当时也没说清楚，您口音太重了，说的话没人能听懂。"郭爷爷气愤地说："我明明说得很清楚，这点儿小事也办不好，你真是太不负责任了。"小赵反驳道："我还不负责任？我明明是为您的身体健康着想。"郭爷爷愤而离去，向护理部主任投诉小赵。

【实施流程】

（1）学生自由分组，每组 3～4 人，并选出一名组长。

（2）小组成员根据任务背景分析、讨论下列问题：① 小赵违背了老年人服务沟通的哪些原则？② 哪些因素影响了此次沟通？③ 如果你是小赵，你会如何与郭爷爷沟通？

（3）组长汇报分析结果，主讲教师进行点评。

【实施记录】

根据任务实施情况填写表 1-1。

表 1-1　任务实施记录表

班级		组号		指导教师	
小组成员	姓名	学号	任务分工		
活动心得					

任务二　掌握老年人服务沟通的环节

任务导入

【情景一】小王是刚入职某养老机构的护理员。护理部主任让小王准备一下，下午带他认识一下将由他负责照料的几位老年人。小王觉得没什么需要准备的，便去处理其他工作了。到了下午，护理部主任问他是否对老年人有了初步了解，小王表示一会儿见到他们自然就了解了。护理部主任听后严厉地批评了小王，并给了小王一些有关这几位老年人的资料让他看。

【情景二】张爷爷到某养老院咨询康复服务，负责接待的小郑、小吴立即表示欢迎。之后，小郑去倒水，小吴就继续忙自己手头的事情，没有与张爷爷进一步沟通，张爷爷感觉自己被冷落了，有点儿生气。过了一会儿，小郑端来了一杯热水，请张爷爷入座，并拿出一份资料递给张爷爷："爷爷，您看看，这是我们养老院的康复服务简介。"张爷爷摇摇头说："我有老花眼，看不清。"小郑于是向张爷爷一一介绍，并耐心地回答张爷爷的所有问题，最后张爷爷选中了一个康复服务套餐。这时候，张爷爷接到了孙子的电话，挂了电话后，满脸笑容，对小郑说他的孙子比赛获奖了。但是小郑忙着填写单据，只是应付性地"嗯"了一声。张爷爷觉得小郑态度敷衍，放下资料对小郑说："我不订了，你们的服务太差了。”随后起身就走了。

【情景三】 养老服务人员小林对社区的独居老年人进行入户访谈，访谈结束后，小林觉得很疲惫，收拾好东西就走了。回到社区养老服务中心后，主任询问了小林访谈的经过，批评了小林工作中的不足，如：没有及时填写访谈记录、没有对沟通内容进行总结和反思。小林觉得完成了访谈就可以了，没想到后续还要做这么多工作。

思考：

（1）情景一、二、三分别对应老年人服务沟通中的哪个环节？

（2）这三个情景中的养老服务人员分别存在哪些沟通问题？

一、做好沟通准备

在与老年人沟通之前，养老服务人员应做好准备工作，以确保沟通顺畅、高效。沟通准备主要包括信息准备、仪容仪表准备和沟通环境准备。

（一）信息准备

养老服务人员应充分利用现有的资料（如老年人的档案、就诊记录等）掌握老年人的信息，包括老年人的基本信息和特殊信息。

1．基本信息

老年人的基本信息包括姓名、性别、出生日期、居民身份证号、民族、籍贯、文化程度、宗教信仰、婚姻状况、子女情况、居住情况等。掌握老年人的基本信息有助于养老服务人员快速了解老年人，以便在沟通时选择合适的话题，避免提及敏感话题。例如，陈爷爷处于离异状态，在初次见面时，养老服务人员应避免贸然询问其婚姻情况。

2．特殊信息

老年人的特殊信息包括健康信息和社会参与信息。

（1）健康信息。老年人的健康信息包括身高、体重、视力情况、听力情况、疾病诊断情况、药物使用情况等。掌握老年人的健康信息，有助于提高沟通效率，规避一些沟通中的安全风险。例如，王爷爷患有高血压病，养老服务人员在与其沟通时，要注意不能让王爷爷产生大的情绪波动，以免王爷爷血压升高，加重病情。

（2）社会参与信息。社会参与信息包括老年人的成长背景、工作情况、社会关系等。掌握老年人的社会参与信息，有助于养老服务人员准确找到老年人愿意谈论的话题，快速与老年人建立友好关系。例如，赵奶奶退休前是一位教师，养老服务人员可通过询问她与学生之间的趣事、在教育方面的心得等，拉近与她的关系。

林奶奶为什么喜欢与小李谈心呢？

（二）仪容仪表准备

沟通者的仪容仪表会间接影响沟通效果。一个人无论长相如何，只要仪容仪表得体，就会给人留下良好的印象。养老服务人员良好的仪容仪表会增强老年人对其的好感，使老年人更愿意与其交流。养老服务人员在沟通前应做好面部修饰、发型修饰、手部修饰和服饰修饰，确保仪容仪表干净整洁、自然简单。

1．面部修饰

养老服务人员面部修饰的基本要求如表 1-2 所示。

表 1-2　养老服务人员面部修饰的基本要求

部位	基本要求
脸	干净、无污渍，必要时宜化淡妆
眉	干净、整齐，眉形自然、完整
眼睛	无分泌物；近视者宜佩戴镜片为无色的眼镜，确保眼镜干净、明亮且无破损
鼻子	鼻腔干净，鼻毛不外露
嘴	唇色健康、自然，嘴唇、牙齿干净，口气清新，无异味；男士不宜留胡须
耳	外耳干净，不起皮，无分泌物

2．发型修饰

养老服务人员发型修饰的基本要求是头发整洁、发型得体。养老服务人员应注意勤洗发、勤护发、勤梳发，避免出现头发有异味、头发打结等情况。如果养老服务人员蓬头垢面，会给老年人及其家属留下邋遢、萎靡不振的印象，甚至会被认为缺乏教养、不认真对待工作。

男性养老服务人员的发型要求一般如下：① 头发不宜过长或过短，不剃光头，前发不遮眉、侧发不掩耳、后发不过衣领；② 不留“爆炸头”“飞机头”等夸张、奇异的发型；③ 不染发，保持自然发色。

女性养老服务人员的发型要求一般如下：① 头发不宜过长或过短，如长度过肩，宜扎起或盘起，以免影响日常工作；② 无碎发、散发，刘海不遮眉毛，侧发拐至耳后；③ 不留夸张、奇异的发型；④ 不染发，保持自然发色。

3．手部修饰

手是人的“第二张脸”，可以反映出一个人的卫生习惯、内在修养、工作态度等。养老服务人员在服务沟通过程中经常会用到手，如为老年人指引方向等。因此，养老服务人员应保持手部干净，定期修剪指甲，不涂指甲油。

4．服饰修饰

服饰可以反映一个人的身份、职业、性格、文化修养、审美情趣等。养老服务人员的服饰应规范、得体，以便在沟通中体现自己的专业性，赢得老年人及其家属的信赖。许多养老机构会为养老服务人员准备相应的制服，如护理服（见图 1-6）。如没有统一的服装，养老服务人员则应根据工作需要选择合适的服装。需要注意的是，养老服务人员不应穿紧身衣或花哨、暴露的服装。

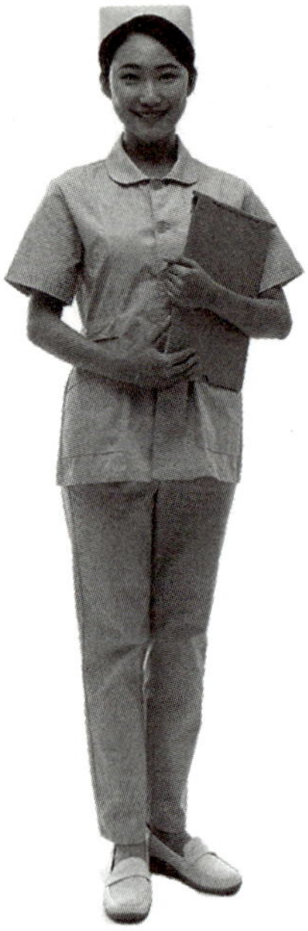

图 1-6　护理服

饰物对于人们的穿着起着衬托和美化的作用。在老年人服务沟通过程中，养老服务人员应尽量少佩戴饰物，尤其是发饰、手链，以免饰物影响正常工作。此外，养老服务人员应按要求佩戴工牌，并注意保持工牌整洁。

课堂互动

你当前的仪容仪表是否符合养老服务人员仪容仪表的要求？如果不符合，有哪些地方可以改进？

（三）沟通环境准备

环境是沟通过程中的重要因素，可以烘托沟通气氛。一般而言，上门探访时，养老服务人员对沟通环境的选择不具有主动权，沟通环境由老年人及其家属确定；而在养老机构内进行正式沟通时，则养老服务人员需要选择良好的沟通环境。良好的沟通环境应满足以下要求：① 有明显的标识，如“老年人谈话室”标识；② 安静，无噪声；③ 室内光线充足，空气清新，温度适宜；④ 室内墙壁、地板、窗帘色调柔和；⑤ 无有棱角的家具，椅子带有扶手，便于老年人坐下、起身。

谈论涉及隐私的话题（老年人的经济情况、病情等）时，最好在专门的谈话室进行单独沟通或使用屏风、隔声设备等，以保障老年人的隐私。沟通中如果需要照相、录音、录像等，养老服务人员必须征得老年人的同意。

二、进行沟通

（一）明确沟通目标

养老服务人员要明确沟通目标，即清楚自己想要传达什么信息，期望从对方那里得到什么回应等。沟通目标要符合实际情况，且具有可操作性。

例如，江奶奶，72 岁，刚入住养老机构，由于不适应新环境，出现紧张、焦躁、食欲不振等情况。护理部主任指派护理员小林与江奶奶进行沟通。那么，护理员小林应明确本次沟通的目标是帮助江奶奶熟悉养老机构、认识其他老年人、消除负面情绪。

（二）选择沟通方式

选择沟通方式是在熟悉老年人相关信息的基础上进行的。养老服务人员需要了解老年人的基本信息和特殊信息，以确定采用何种沟通方式与其沟通最为恰当。大部分情况下，养老服务人员与老年人都是面对面沟通的。如果老年人听力不佳，养老服务人员就需要调整语速、音量或者使用辅助工具（如纸、笔等）增强沟通效果。

养老服务人员也会通过电话、聊天软件等与老年人及其家属沟通。例如，养老服务人员通过聊天软件与老年人家属沟通，向家属提供老年人在养老机构内的照片、视频等，让他们了解老年人的生活状况并提醒他们定期探望老年人。

（三）传递或接收信息

在确定沟通目标和沟通方式后，养老服务人员需要向对方传递信息或接收对方提供的信息。养老服务人员向对方传递信息时，应做到以下几点：① 确保所传递的信息准确无误，避免传递错误或有误导性的信息；② 注意使用简洁明了的语言，避免使用复杂或专业的术语，必要时可以通过举例、类比等方式来辅助说明，以便对方

老年人在接收信息时有哪些特点

理解；③ 重视对方反馈的内容，及时调整沟通策略，确保信息传递的有效性。例如，护理员小林在向江奶奶介绍养老机构的相关规定和日常活动安排时，应使用简单明了的语言，如果江奶奶对某项活动感兴趣，小林可以重点介绍，并邀请江奶奶参加该活动。

养老服务人员接收对方提供的信息时，需要保持专注力和耐心，用心倾听，注意捕捉对方言语中隐含的意思。同时，还要观察对方的面部表情、肢体动作等，以获取更多的信息。由于老年人的表达可能不够连贯或缺乏逻辑等，养老服务人员还需要筛选、整理信息，从中提炼出关键信息。

小贴士

除了语言沟通外，养老服务人员在传递或接收信息时也要重视非语言沟通的运用，及时给予老年人正向的反馈，表达自己对老年人的理解和尊重。

（四）确认信息

在传递或接收信息后，养老服务人员应确认对方或自己接收的信息是否正确。一方面，养老服务人员可以在沟通过程中适时让对方复述自己刚说过的话或提问，如“您还有什么不理解的吗？”“您是这个意思吗？”“我理解的对吗？”；另一方面，养老服务人员可以在沟通快结束时总结沟通的内容，请对方确认信息是否遗漏或错误。

在沟通重要信息时，养老服务人员尤其要注意确认信息。例如，某养老院准备调整服务收费标准，养老服务人员通过聊天软件将相关事项通知老年人家属，但对方未及时回复。此时，养老服务人员不能置之不理或默认对方已经知晓并同意，而应再次询问或通过其他方式联系老年人家属。如有必要，养老服务人员要保留沟通记录，以便后续回顾、查看。

（五）告别

在沟通结束时，养老服务人员应适时告别，并说一些叮嘱或祝福的话，向老年人表达关心，还可以与老年人约定下次沟通的时间。

例如，某社区养老服务人员在探访结束并且准备告别时说：“爷爷，今天和您聊天非常愉快，我学到了许多。现在我要离开了，您要保重身体，下个月我再来看您。如果您有什么需要，可以拨打社区养老服务中心的电话。”

养老服务人员在告别时还应注意与老年人保持眼神接触，并面带微笑，必要时可以与老年人握手（见图 1-7）。如果老年人表现出不舍或难过，则可以适当延长告别时间，并且安慰老年人。告别后，方可离开。需要注意的是，不要在不通知老年人的情况下突然离开，结束沟通时离开的速度不要过快，避免给老年人留下不耐烦的印象。离开后，不要立即和他人窃窃私语，以免被老年人误解。

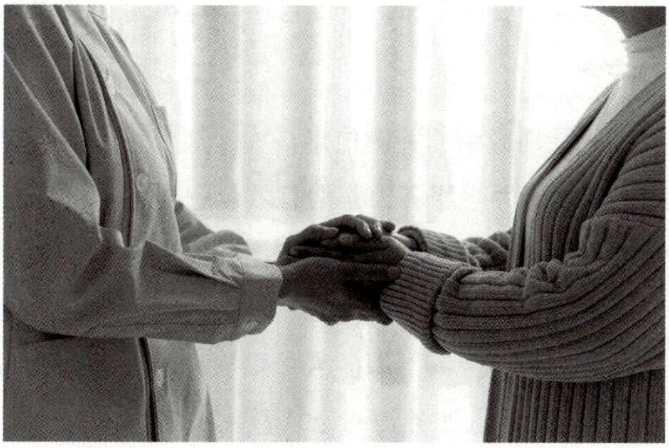

图 1-7　养老服务人员与老年人握手

同步案例

护理员小李与魏爷爷沟通

某天，在养老院居住的魏爷爷肠胃不舒服，总是呕吐、腹泻，护理员小李特别担心魏爷爷的健康状况，可魏爷爷不肯看病，还一直说自己没事。正巧镇卫生院的医生来养老院走访，小李认为这是一个恰当的沟通时机，她想借此机会，当面劝说魏爷爷去看病。

魏爷爷躺在床上，气色难看，小李在旁边劝说：“魏爷爷，我们去看看医生吧，这样您就不会这么难受了。”

魏爷爷有气无力地回答道：“跟你说了我没事儿，不需要看医生。”

小李询问：“您不愿意看医生，是不是害怕家人担心？”

魏爷爷沉默了一会儿，说道：“我家人都特别忙，没时间照顾我，否则我也不会住到养老院来。在养老院我还可以和大家一起说说笑笑，如果去了医院，没人照顾自己，身边连个说话的人都没有。再加上我儿子最近生意出了问题，我不想给他添麻烦。”

小李想了想，魏爷爷还不知道养老院和镇卫生院合作了，自己需要赶紧告诉魏爷爷，就说道：“国家现在积极推进‘医养结合’养老模式，镇卫生院也响应国家号召，在我们养老院建立了医疗点。您可以在养老院看病。”小李随后向魏爷爷详细说明了情况。

魏爷爷听后，激动地拉住小李的手，表示自己会积极配合治疗。于是，小李去跟镇卫生院的张医生说明了情况，让张医生来给魏爷爷看病。

三、做好沟通后的工作

养老服务人员还应做好沟通后的工作，主要包括填写沟通记录和回访。

（一）填写沟通记录

养老服务人员要及时记录沟通中的关键信息，如沟通目标是否实现、老年人是否提出新的需求或建议等。沟通记录既是养老服务工作的有效证明，也是日后追查的有效凭证。

通过查看沟通记录，养老服务人员可以分析出老年人的问题是否解决，以及是否有进一步行动的必要。如果存在未解决的问题或需要进一步关注的事项，养老服务人员还要制订相应的计划。此外，沟通记录还有助于养老服务人员积累沟通经验，提高自己与老年人沟通的能力。表 1-3 为某养老机构的老年人服务沟通记录表。

表 1-3　某养老机构的老年人服务沟通记录表

老年人姓名		老年人性别	
老年人出生日期		老年人籍贯	
沟通地点			
沟通日期			
沟通目标			
沟通过程			
沟通结果			
总结反思			
老年人签字			
服务人员签字			

（二）回访

在某些情况下，出于服务需要，养老服务人员在沟通结束后会进行回访。回访可以面对面进行，也可以通过电话、网络进行。不管采用哪一种方式进行回访，养老服务人员都要做到理解和尊重老年人。

回访老年人时，养老服务人员首先要说明回访的目的并告知回访的时间长度。例如，电话回访时，养老服务人员可以说："您好，是刘奶奶吗？您不久前来我们机构咨询了养老服务，我是接待您的小吴，今天想对您进行回访，能占用您两分钟时间吗？"结束回访时，养老服务人员可以说："好的，刘奶奶，如果有什么不清楚的地方，您可以随时给我打电话。您有什么意见或建议都可以反馈给我们，以便我们能更好地为您服务。非常感谢您对我们工作的支持，打扰您了，再见。"回访结束后，养老服务人员也要对回访过程和结果进行记录和分析，以便进一步改进服务。

课堂互动

小张是某老年康复中心的服务人员。在对接受过康复服务的李爷爷进行电话回访时，李爷爷说："我对你们的服务很不满意。"小张应该如何继续完成回访？

任务实施

如何与邹爷爷沟通

【任务背景】

邹爷爷，87 岁，与 85 岁的老伴共同居住。邹爷爷的女儿和女婿在外地工作，不能经常来探望他们。

随着年龄的增长，邹爷爷视力、听力下降，行动多有不便。邹爷爷的老伴患有高血压病、糖尿病等慢性疾病，需要定期去医院复诊、拿药。于是，邹爷爷拨打社区养老服务中心的电话，表示自己不便外出，希望社区养老服务中心能为自己和老伴提供外出就医、购药服务。社区养老服务中心指派养老服务人员小赵与邹爷爷就相关事项进行沟通。

【实施流程】

（1）学生自由分组，每组 2 人。

（2）根据任务背景，一名学生扮演邹爷爷，另一名学生扮演养老服务人员小赵，模拟小赵与邹爷爷沟通的情景。注意按照明确沟通目标、选择沟通方式、传递或接收信息、确认信息、告别等步骤进行情景模拟。

（3）教师随机选择几组上台表演，并进行评价。

【实施记录】

根据任务实施情况填写表 1-4。

表 1-4　任务实施记录表

<table>
<tr><td>班级</td><td></td><td>组号</td><td></td><td>指导教师</td><td></td></tr>
<tr><td rowspan="3">小组成员</td><td>姓名</td><td>学号</td><td colspan="3">任务分工</td></tr>
<tr><td></td><td></td><td colspan="3"></td></tr>
<tr><td></td><td></td><td colspan="3"></td></tr>
<tr><td rowspan="2">沟通能力评价</td><td>自我评价</td><td colspan="4"></td></tr>
<tr><td>组员评价</td><td colspan="4"></td></tr>
<tr><td>活动心得</td><td colspan="5"></td></tr>
</table>

学习成果自测

1. 填空题

（1）____________________是指将信息编码并发出信息的人。

（2）语言沟通是指以语词符号为载体实现的沟通，主要包括________________、书面沟通和电子沟通等。

（3）在老年人服务沟通中，养老服务人员要遵循理解原则、尊重原则、______________和互动原则。

（4）沟通准备主要包括信息准备、________________和沟通环境准备。

2. 选择题

（1）下列选项中，不属于非语言沟通的是（　　）。

A．点头　　B．微笑

C．写信　　D．手势

（2）下列说法不正确的是（　　）。

A．间接沟通的优点是沟通效果不会受到感情、沟通氛围等因素的影响

B．讨论、协商属于双向沟通

C．在正式沟通中，沟通双方用词会更慎重

D．书面沟通是在老年人服务中使用范围最广、频率最高的沟通方式

（3）在老年人服务沟通中使用“谢谢”“请”等礼貌用语体现了（　　）。

A．理解原则

B．互动原则

C．简洁原则

D．尊重原则

（4）下列关于影响老年人服务沟通的因素的说法，正确的是（　　）。

A．沟通者的性别对沟通效果会产生影响

B．一般而言，焦虑的情绪可增强沟通者的沟通兴趣

C．如老年人热情健谈，则养老服务人员要主动寻找话题，拉进与老年人的关系

D．在进行电子沟通时，安静的环境是有效沟通的前提

（5）下列关于老年人服务沟通环节的说法，正确的是（　　）。

A．养老服务人员与老年人沟通时，可以没有明确的沟通目标

B．在告别时，养老服务人员可以对老年人说一些叮嘱或祝福的话

C．养老服务人员可以在公共场所谈论涉及老年人隐私的话题

D．养老服务人员回访老年人只能面对面进行

3. 简答题

（1）简述老年人服务沟通的意义。

（2）简述老年人服务沟通的理解原则。

（3）简述影响老年人服务沟通的个人因素。

（4）在进行沟通时，养老服务人员应注意哪些方面？

学习成果评价

请进行学习成果评价，并将评价结果填入表 1-5 中。

表 1-5　学习成果评价表

<table>
<tr><td>班级</td><td></td><td>组号</td><td></td><td>日期</td><td></td></tr>
<tr><td>姓名</td><td></td><td>学号</td><td></td><td>指导教师</td><td></td></tr>
<tr><td>项目名称</td><td colspan="5">老年人服务沟通概述</td></tr>
<tr><td>评价项目</td><td colspan="2">评价内容</td><td>分值</td><td>自我评分</td><td>教师评分</td></tr>
<tr><td rowspan="4">理论知识
（40%）</td><td colspan="2">老年人服务沟通的要素和意义</td><td>7</td><td></td><td></td></tr>
<tr><td colspan="2">老年人服务沟通的分类和原则</td><td>8</td><td></td><td></td></tr>
<tr><td colspan="2">影响老年人服务沟通的因素</td><td>5</td><td></td><td></td></tr>
<tr><td colspan="2">老年人服务沟通的环节</td><td>20</td><td></td><td></td></tr>
<tr><td rowspan="3">实践技能
（40%）</td><td colspan="2">能够区分老年人服务沟通的类型</td><td>10</td><td></td><td></td></tr>
<tr><td colspan="2">能够在老年人服务沟通的过程中遵守沟通原则</td><td>10</td><td></td><td></td></tr>
<tr><td colspan="2">能够做好沟通准备、进行沟通和做好沟通后的工作</td><td>20</td><td></td><td></td></tr>
<tr><td rowspan="4">综合素养
（20%）</td><td colspan="2">积极参加学习活动，主动学习、思考、讨论</td><td>5</td><td></td><td></td></tr>
<tr><td colspan="2">具备良好的沟通态度</td><td>5</td><td></td><td></td></tr>
<tr><td colspan="2">培养认真负责、严谨务实的职业素养</td><td>5</td><td></td><td></td></tr>
<tr><td colspan="2">培养尊老敬老、孝老爱亲、爱岗敬业的品质，增强服务意识</td><td>5</td><td></td><td></td></tr>
<tr><td colspan="3">合计</td><td>100</td><td></td><td></td></tr>
<tr><td colspan="4">总分（自我评分×40%+教师评分×60%）</td><td colspan="2"></td></tr>
<tr><td>自我评价</td><td colspan="5"></td></tr>
<tr><td>教师评价</td><td colspan="5"></td></tr>
</table>

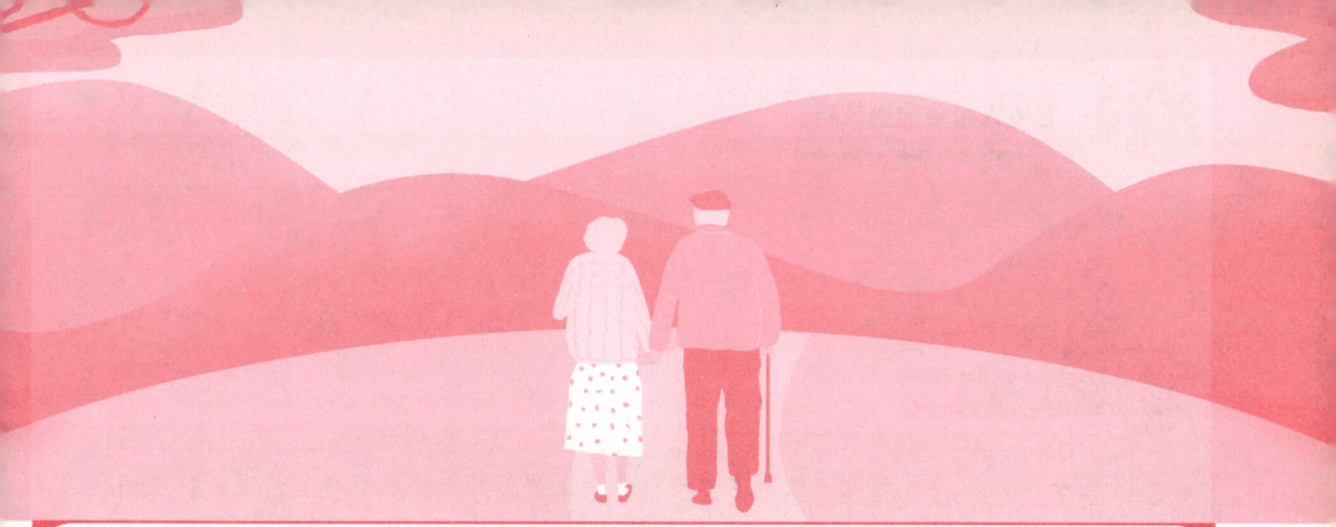

项目二
老年人沟通能力评估和沟通障碍

项目引言

随着年龄的增长，老年人会出现视力、听力下降和认知功能衰退等情况，从而影响其沟通能力。通过评估老年人的沟通能力，养老服务人员可以了解老年人的沟通障碍，从而采用有针对性的沟通方式和技巧，为老年人营造友好、包容的沟通氛围，促进沟通顺利进行。

知识目标

- 熟悉老年人沟通能力评估的原则和内容。
- 熟悉老年人沟通能力的等级标准。
- 了解老年人沟通能力评估的流程和方法。
- 熟悉常见的老年人沟通障碍。
- 熟悉老年人沟通障碍产生的原因。

素质目标

- 学习老年人沟通能力评估的相关知识，培养严谨细致的工作作风。
- 学习老年人沟通障碍的相关知识，强化人文关怀意识。

任务一　评估老年人的沟通能力

任务导入

张爷爷，78岁，近期入住一家养老院。为了更好地与张爷爷进行沟通，护理团队从意识水平、视力、听力、理解能力和表达能力四个方面对他进行了评估。

（1）意识水平评估。张爷爷神志清醒，能够准确回答大部分关于个人基本信息的问题。

（2）视力评估。张爷爷视力有所下降，获取书籍、报纸和电视上的信息比较困难。

（3）听力评估。张爷爷听力有所下降，在嘈杂的环境中或沟通对象距离稍远时，难以听清他人的话语。

（4）理解能力和表达能力评估。护理团队观察了张爷爷与家属对话时的表现，并让张爷爷介绍了自己的家乡。张爷爷在理解复杂问题时出现一定的困难，常常难以集中注意力，有时会出现用词不当的情况。

总的来说，张爷爷神志清醒，但由于视力和听力下降，他的沟通能力受到了一定影响，且他需要更多的时间来理解他人的话语和表达自己的感受。因此，张爷爷的沟通能力评估结果为沟通能力轻度受损。

思考：

（1）老年人沟通能力评估的内容有哪些？为什么要从这几个方面进行评估？

（2）老年人沟通能力评估的方法有哪些？

一、老年人沟通能力评估的原则

在进行老年人沟通能力评估时，养老服务人员应遵循全面性原则、客观性原则、科学性原则和安全性原则等。

（一）全面性原则

老年人沟通能力评估的内容涵盖多个方面，包括意识水平、视力、听力、理解能力和表达能力等。养老服务人员应从多个方面对老年人的沟通能力进行综合评估，以得出全面的评估结果。

（二）客观性原则

养老服务人员在进行老年人沟通能力评估时，应保持客观、中立的态度，尽可能多地收集真实的信息，并以这些信息为基础进行分析、评估，避免主观臆断和偏见，从而确保评估结果的准确性和可靠性。

（三）科学性原则

养老服务人员在进行老年人沟通能力评估时，应遵循科学的评估流程，采用合理、有效的方法收集和分析信息、解释评估结果。同时，养老服务人员应掌握专业的评估知识和技能，能够准确理解、分析老年人的言行，科学进行评估。

（四）安全性原则

老年人沟通能力评估的安全性原则主要体现在以下三个方面：① 养老服务人员应确保评估环境的安全性，及时清除评估环境中的安全隐患；② 养老服务人员应确保评估过程的安全性，尊重老年人的意愿和感受，不强迫老年人，避免提及会引起老年人情绪激动的话题；③ 养老服务人员应充分保护老年人的隐私，避免老年人隐私泄露。

二、老年人沟通能力评估的内容

沟通能力因人而异。影响沟通能力的因素有很多，除了心理因素、社会因素等难以衡量的因素外，老年人的感知觉对其沟通能力有很大影响。一般来说，老年人沟通能力评估的内容包括意识水平、视力、听力、理解能力和表达能力等方面。

（一）意识水平

意识水平是指机体对周围环境的刺激做出反应的能力。老年人的意识水平直接影响其沟通能力。老年人意识水平评估的内容包括老年人神志是否清醒以及意识障碍的程度。意识障碍主要表现为机体反应迟钝、意识模糊或完全无知觉、无反应，主要分为嗜睡、昏睡、昏迷，严重程度依次递增。表 2-1 是意识水平评分标准。

表 2-1　意识水平评分标准

评估指标	得分	评分标准
意识水平		0 分：神志清醒，对周围环境警觉
		1 分：嗜睡，表现为睡眠状态过度延长。当呼唤或推动其肢体时，其会醒，并能进行正确的交谈或执行指令，停止刺激后又继续入睡
		2 分：昏睡，一般的外界刺激不能使其觉醒，给予较强烈的刺激时可有短时的意识清醒，醒后可用简短的语句回答问题，当刺激减弱后又很快进入睡眠状态
		3 分：昏迷，处于浅昏迷时对疼痛刺激会出现回避表现和痛苦表情，处于深昏迷时对刺激无反应

进行意识水平评估时，如果老年人处于清醒状态，则可询问老年人，如“爷爷（奶奶），您叫什么名字？”“您今年多大岁数了？”然后观察老年人的反应。如果老年人处于睡眠状态，则可呼唤老年人或轻轻推动其身体，然后观察其反应。如果呼唤老年人或轻轻推动其身体并未使其醒来，则可用手指掐老年人的身体以进行疼痛刺激，然后观察老年人有无反应（包括肢体回避和表情变化）。如果老年人对疼痛刺激有反应，且能清醒过来，则应正常进行意识水平评估；如果老年人对较强烈的疼痛刺激无任何反应，则可以结束评估，直接将其意识水平评为 3 分。

（二）视力

良好的视力是提高沟通效率的重要条件。视力直接影响老年人进行书面沟通和非语言沟通的效率，视力下降或丧失会影响老年人的阅读和书写能力以及对动作表情语言的感知能力。按是否佩戴视力矫正工具（如老花镜、近视镜等，见图 2-1）划分，视力可分为裸眼视力和矫正视力。视力评估应在老年人视力最好的情形下进行。如果老年人平时佩戴视力矫正工具，则应在佩戴视力矫正工具后进行评估。如果老年人曾患眼疾，则应在特殊事项记录表中记录。

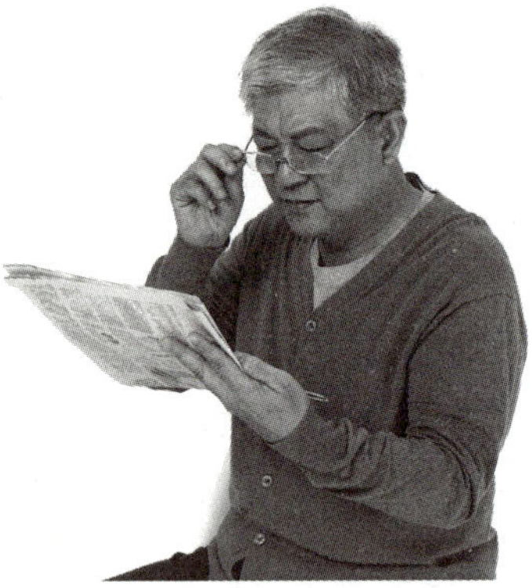

图 2-1　佩戴视力矫正工具

视力评估内容包括老年人能否看清书报上不同字号的文字，能否辨认物体，能否看到光、颜色、物体的形状等。表 2-2 是视力评分标准。

表 2-2　视力评分标准

评估指标	得分	评分标准
视力		0 分：能看清书报上的标准字号的文字
		1 分：能看清楚大字体，但看不清书报上的标准字号的文字
		2 分：视力有限，看不清报纸大标题，但能辨认物体
		3 分：辨认物体有困难，但眼睛能跟随物体移动，只能看到光、颜色和形状
		4 分：没有视力，眼睛不能跟随物体移动

养老服务人员将符合规定的视力测量工具（如书籍、报刊、测试笔等）放在老年人正前方 30 厘米左右的位置，在光线充足的条件下对老年人进行视力评估，具体操作如下：

（1）节选报纸中一段包含不同字号的文字（见图 2-2），让老年人读出其中标准字号的文字。

较大字号——第二十届听障冬奥会落幕

最大字号——中国残疾人体育代表团收获7金7银6铜

标准字号——**本报北京3月13日电　（记者孙龙飞）**当地时间3月12日晚，第二十届听障冬奥会在土耳其埃尔祖鲁姆落幕。中国残疾人体育代表团顺利完成参赛任务，共收获7金7银6铜，位列奖牌榜第一位、金牌榜第二位。

夺得金牌。其中，单板滑雪队获得6个小项中的5枚金牌和3银1铜，越野滑雪队收获1金4银4铜。冰上项目中，冰壶男队第三次夺得听障冬奥会金牌，女队获得铜牌，首次参赛的混双队获得第四名。

图 2-2　报纸中一段包含不同字号的文字

（2）如果老年人看不清标准字号的文字，则让老年人读出所选片段中字号较大的文字。

（3）如果老年人看不清字号较大的文字，则让老年人读出所选片段中字号最大的标题。

（4）如果老年人看不清字号最大的标题，则取测试笔、手机、书本、水杯等物体让老年人辨认。

（5）如果老年人辨认物体有困难，则在老年人正前方 30 厘米左右的位置做手势，然后缓慢左右移动手指，观察老年人的目光能否准确地跟随手指移动。

小贴士

视力评估是对老年人双眼视力的评估，而不是单独对其左眼或右眼的评估。青光眼、白内障、视网膜脱落等眼部疾病造成的视野狭窄、视野缺损等视力缺陷包含在视力评估范围内。读错字、不识字、辨色能力（眼睛对颜色的辨别能力）不在视力评估范围内。

（三）听力

一定程度的听力是进行有效沟通的重要条件。若老年人听觉器官受损，则会出现相应的听力缺陷，直接影响老年人服务沟通的效果。按是否佩戴助听器划分，听力可分为裸耳听力和矫正听力。听力评估应在老年人听力最好的情形下进行。如果老年人平时佩戴助听器，则应在佩戴助听器后进行评估。如果老年人曾患耳部疾病，则应在特殊事项记录表中记录。

听力评估内容包括老年人能否听见声源在 2 米以外的强度适中的声音，能否听清谈话声等。表 2-3 是听力评分标准。

表 2-3　听力评分标准

评估指标	得分	评分标准
听力		0 分：可正常交谈，能听到电视、电话、门铃的声音
		1 分：在音量较小或说话距离超过 2 米时听不清
		2 分：正常交流有些困难，在环境安静或音量较大时才能听见
		3 分：音量较大或语速较慢时，才能听见部分内容
		4 分：完全听不见

小贴士

尽量在安静的环境中进行听力评估。听力评估是对老年人双耳听力的评估，而不是单独对其左耳或右耳听力的评估。老年人对声音的反应不局限于口头表达，语言功能较弱的老年人可通过书写、使用肢体动作等方式表达。

（四）理解能力和表达能力

理解能力和表达能力直接影响老年人在沟通中传递信息的清晰度、及时性和准确性。如果老年人曾患严重影响理解能力和表达能力的疾病，则应在特殊事项记录表中记录。

进行理解能力和表达能力评估时，养老服务人员常用的问题有："爷爷（奶奶），您家里有几口人？您能介绍一下您的家人吗？""您是本地人吗？您能介绍一下您的家乡吗？""您平时喜欢做什么？"等。表 2-4 是理解能力和表达能力评分标准。

表 2-4　理解能力和表达能力评分标准

评估指标	得分	评分标准
理解能力和表达能力		0 分：理解和表达无困难，能与他人正常沟通
		1 分：能够理解他人的话和表达需要，但需要增加时间或给予帮助
		2 分：理解他人的话或表达需要有困难，需对方频繁重复或简化口头表达
		3 分：不能理解他人的话或表达需要

理解能力和表达能力的具体评分细则如下：

（1）0 分：老年人能在正常时间内理解他人的话，正常表达自己的需要，如老年人能向养老服务人员正常表达自己在饮食方面的需要（见图 2-3）。

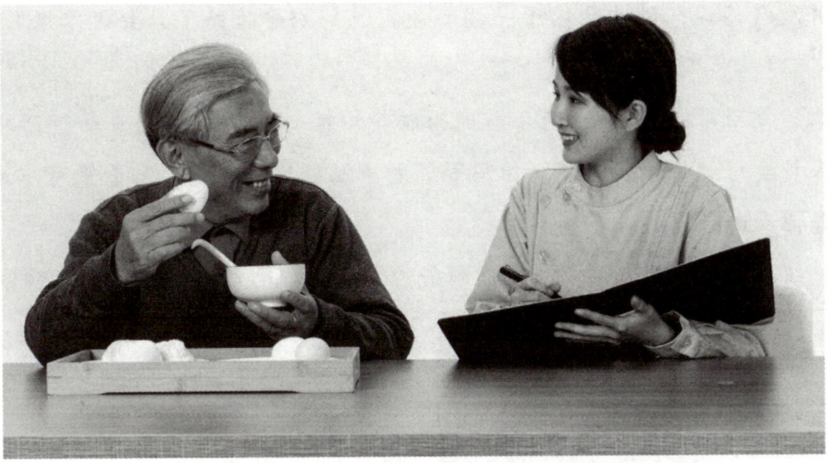

图 2-3　老年人表达自己在饮食方面的需要

（2）1 分：老年人能理解他人的话，表达自己的需要，但所花时间较长。例如，养老服务人员向老年人提问时，老年人总是需要花费较长时间思考，才能正确理解养老服务人员所表达的意思；或者养老服务人员需要放慢语速，老年人才能正确理解养老服务人员所表达的意思。

（3）2 分：老年人对他人的话理解起来比较困难，需要对方频繁重复表达或简化口头表达；老年人表达自己的需要有一定困难，只会说特定词句或频繁重复说同一个词句，如老年人只会说“饿了”“痛”“走”等特定词句。

（4）3 分：即使在他人的帮助下，老年人也完全不能理解他人的话，完全不能表达自己的需要。

小贴士

在评估时，养老服务人员应注意老年人的口音问题，可使用老年人习惯的方言与其交流，即使使用普通话交流，也要注意放慢语速、吐字清晰。

养老服务人员在与老年人沟通的整个过程中，均可仔细评估老年人的理解能力和表达能力。部分老年人更愿意回答熟悉的人提出的问题，必要时可让老年人的家属与老年人进行交流，养老服务人员在一旁观察，以便做出准确的判断。

课堂互动

案例一：韩奶奶，80岁，存在认知功能障碍。养老服务人员跟韩奶奶交流时需要大声说话并放慢语速，她才会给予一些回应。韩奶奶平时饿了只会说“饿”“饭”等简单词句。

案例二：马爷爷，75岁，两年前因为脑卒中而口角歪斜。马爷爷说话含糊不清，养老服务人员要仔细听才能听懂，但马爷爷的家属能很快听懂。马爷爷可以通过文字和动作语言与他人进行沟通。

两人一组，对韩奶奶和马爷爷的理解能力和表达能力进行评估，并说明依据。

三、老年人沟通能力的等级标准

老年人沟通能力的等级标准如下：

（1）沟通能力完好：意识清醒，且视力和听力评为0分或1分，理解能力和表达能力评为0分。

（2）沟通能力轻度受损：意识清醒，但视力或听力中至少一项评为2分，或理解能力和表达能力评为1分。

（3）沟通能力中度受损：意识清醒，但视力或听力中至少一项评为3分，或理解能力和表达能力评为2分；或嗜睡，视力或听力评为3分及以下，理解能力和表达能力评为2分及以下。

（4）沟通能力重度受损：意识清醒或嗜睡，但视力或听力中至少一项评为4分，或理解能力和表达能力评为3分；或昏睡、昏迷。

知识拓展

影响老年人沟通能力等级评定结果的因素

在老年人沟通能力评估过程中，经常会遇到老年人与其家属对同一问题的回答不一致、老年人的病情不稳定、老年人不配合养老服务人员等情况。对于这些情况，如果养老服务人员不能及时发现并且很好地处理，势必会影响老年人沟通能力等级评定结果。

1. 回答不一致

老年人与其家属对养老服务人员提出的同一问题的回答不一致的原因主要有理解偏

差和有意隐瞒两种。对于理解偏差导致的回答不一致，养老服务人员可进行解释说明或转换提问方式，多次进行提问，直至获得准确答案。对于养老服务人员询问的某些事项，有些老年人可能会因为感到不好意思或羞愧而不愿意如实回答；老年人的家属出于某些原因，也可能会有意隐瞒老年人的一些情况。遇到这种情况时，养老服务人员需要根据常识、经验和老年人的实际情况进行综合评判。

2．病情不稳定

老年人在患病的不同阶段所具备的能力有所不同。例如，老年人罹患精神疾病时，其理解能力和表达能力的评分会比较低；但是在其康复后，理解能力和表达能力的评分会相应提高。为保证老年人沟通能力等级评定结果的准确性，养老服务人员应尽量在老年人的病情稳定后再进行评估。

3．不配合养老服务人员

老年人可能会因不了解老年人沟通能力评估的意义等而不配合养老服务人员。遇到这种情况时，养老服务人员可为其耐心讲解老年人沟通能力评估的意义和作用，争取得到对方的配合。

四、老年人沟通能力评估的流程和方法

（一）老年人沟通能力评估的一般流程

（1）评估前准备。进行老年人能力评估前，养老服务人员应与老年人及其家属联系，确认评估的具体时间和地点；还应备齐评估所需的各种用品，如报纸、笔、放大镜等。

（2）收集信息。养老服务人员需要收集相关信息，了解老年人的姓名、性别、籍贯、文化程度、婚姻状况、健康状况、经济来源、居住情况、主要照顾者等。

（3）实施评估。养老服务人员引导老年人及其家属进入评估室，让其稍做休息、熟悉环境。待老年人准备完毕后，养老服务人员对老年人开展评估，并根据老年人的具体表现记录各评估项目的得分。评估中，养老服务人员应做到以下几点：① 一对一地对老年人进行评估，不能同时评估多位老年人；② 使用简单的语言与老年人交流，避免使用过于复杂的语言或专业术语；③ 耐心倾听和引导老年人，避免表现出不耐烦或急躁的情绪；④ 如老年人身体不适或确实不配合评估，则停止评估。

（4）评定等级。养老服务人员根据各评估项目的得分和老年人沟通能力的等级标准，评定老年人沟通能力等级。养老服务人员与老年人及其家属签字确认评估结果。

课堂互动

进行老年人沟通能力评估时，有些家属认为自己最了解老年人的沟通能力，养老服务人员完全可以根据他们的描述进行评分，不必让老年人自己演示一遍。这种观点是否正确？

（二）老年人沟通能力评估的方法

老年人沟通能力评估中常用的提问方式

老年人沟通能力评估的方法主要包括资料分析法、询问法、测验法和情景模拟法。

1．资料分析法

资料分析法是指通过分析已有的资料了解老年人沟通能力的方法。资料分析法具有操作简单、方便等特点。使用已有的资料时，不仅要注意资料的时效性，还要对资料的来源进行核实，选用来源可靠的资料。所选用的资料主要包括老年人的病历、体检报告单、护理记录等。例如，养老服务人员可以从老年人的体检报告单得知老年人的视力情况。

2．询问法

养老服务人员直接询问老年人及其家属具体的问题（见图 2-4），以了解有关老年人沟通能力的情况。原则上，被询问人应是老年人本人；如果老年人确实无法回答问题，则可由了解其沟通能力的家属代为回答。在询问过程中，养老服务人员可根据老年人及其家属的回答、老年人的反应和表现等综合判断。

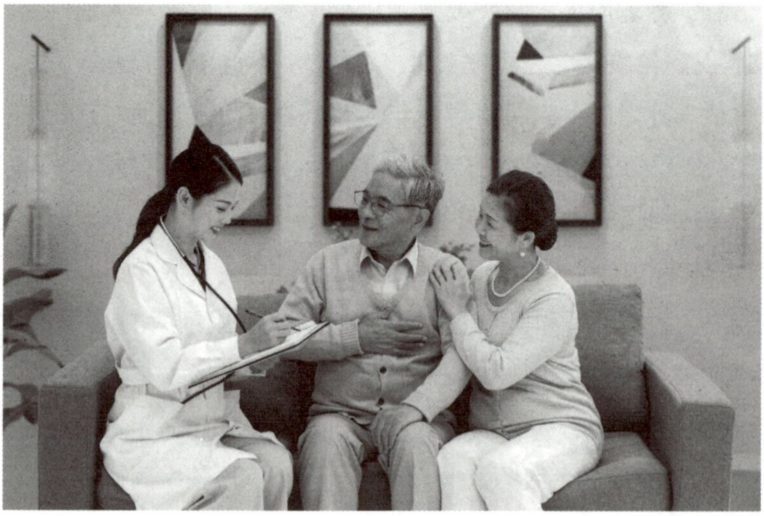

图 2-4　直接询问

3．测验法

测验法是指用标准化的量表或其他工具，按照规定的程序评估老年人沟通能力的方法。例如，养老服务人员可采用专业的格拉斯哥昏迷量表（GCS）对老年人的意识水平进行评估。测验法的优点是操作简单、快捷，结果量化程度高等；缺点是灵活性较差，难以进行定性分析等。

小贴士

格拉斯哥昏迷量表常用来评估老年人的意识障碍程度，包括睁眼反应、语言反应、运动反应三个方面的内容。评分越高，老年人意识障碍越轻；评分越低，老年人意识障碍越严重。

4．情景模拟法

情景模拟法是一种通过模拟真实场景来考察老年人沟通能力的方法。养老服务人员可以模拟日常生活中的情景，如用餐、购物、问路等，并根据老年人在这些情景中的表现评估其沟通能力。

任务实施

评估老年人的沟通能力

【实施流程】

（1）3～4 人一组，从中选出组长和记录员，由组长负责本次任务实施的组织工作，记录员负责记录整个评估过程。

（2）每组选择一位老年人，对其沟通能力进行评估。

（3）进行沟通能力评估前，小组成员应做好相应的知识储备工作。评估内容应包含意识水平、视力、听力、理解能力和表达能力四个评估项目。评估结束后，小组成员观看记录员录制的视频，从礼貌用语、评估方法等方面分析评估过程中存在的问题，最后对本次评估活动进行总结。

（4）由组长分享本组的评估过程和结果，教师和其他小组成员进行提问或点评。

【实施记录】

根据任务实施情况填写表 2-5。

表 2-5　任务实施记录表

班级		组号		指导教师	
小组成员	姓名	学号	任务分工		
评估过程中遇到的问题及解决方法					
活动心得					

任务二　熟悉老年人沟通障碍

任务导入

【情景一】林奶奶，85 岁，来自中国北方的一个小镇，她的口音带有明显的地域特色。由于行动不便，林奶奶需要社区养老服务中心的护理员定期上门服务。护理员小张来自南方，在与林奶奶的沟通过程中出现了很多问题。有一次，林奶奶想要吃“炒疙瘩”，但由于林奶奶的口音问题，小张听后以为林奶奶想吃“炒蝌蚪”。于是，她四处寻找“炒蝌蚪”，结果当然是找不到。最终，她请教其他同事后才明白了林奶奶真正的意思。又有一次，林奶奶想要“解手”，这在北方方言中是指“去厕所”的意思。然而，由于林奶奶口音的问题，小张听成了“接手”，她以为林奶奶要她帮忙接什么东西，于是伸出手准备接住林奶奶可能要递给她的东西。林奶奶看到后无奈地摇摇头，只好借助手势再次向她解释。

【情景二】赵爷爷，81 岁，生活不能自理，住在某养老院中。在经历直肠癌手术后，赵爷爷需要随身携带造口袋，但里面的排泄物容易产生异味。担心被他人嫌弃，赵爷爷几乎不主动与他人交流。有时护理员邀请他参加养老院的活动，他也会婉言拒绝，说自己身体不适。但每当看到其他老年人围坐在一起聊天时，他的心中总会涌起一股羡慕之情。他渴望与人交流，分享自己的故事和心情，但又害怕被其他老年人嘲笑。

思考：

（1）情景一中的林奶奶有哪些沟通障碍？

（2）情景二中的赵爷爷为什么会产生沟通障碍？

一、常见的老年人沟通障碍

（一）发音不标准

随着年龄的增长，老年人的发音器官发生变化，可能导致其出现发音模糊、不准等问题，这使得他人难以理解老年人的话语。此外，有些老年人的发音带有明显的地域特色，不同地域的沟通对象很难听懂老年人说的话。为了更好地为老年人提供服务，养老服务人员可以学习一些简单的方言。

课堂互动

教师选择几名来自不同地区的学生，让其用家乡话阅读一段文字，并选择几名学生复述。

（二）用词不准确

有的老年人在表达自己的想法时会用错词汇，或者使用的词汇让人难以理解。例如，王爷爷在与护理员讨论晚餐时，原本想说“我想吃比较嫩的蔬菜”，但由于词汇量不足，他说成了“我想吃年轻的蔬菜”。当不确定老年人表达的意思时，养老服务人员应主动询问。

（三）语言逻辑性差

有的老年人语言逻辑性差，难以正确地组织语言来表达想法，说话啰唆。例如，赵奶奶想要告诉护理员她最近身体有些不适，膝盖疼（见图 2-5）。然而，由于语言逻辑性差，她在描述症状时说了很多不相关的话，提到了她年轻时喜欢跳舞、最近的天气变化等。为了应对老年人在叙述过程中语言逻辑性差的问题，养老服务人员可以适时提问，帮助老年人明确谈话的重点。

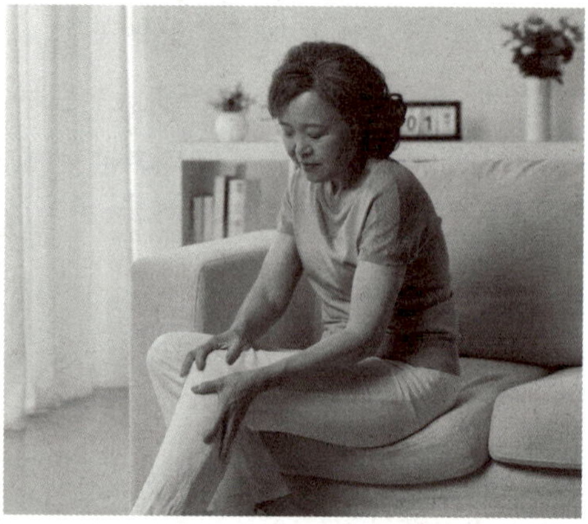

图 2-5　膝盖疼

（四）语速和语调变化

许多老年人说话语速变慢，语调变平淡，缺乏抑扬顿挫的节奏。这会减少他们话语中的情感表达，使得听者难以感知他们的情绪状态。此外，过慢的语速可能导致信息传递不流畅，影响沟通效果。与老年人沟通时，养老服务人员可以仔细观察老年人的面部表情和肢体动作，尝试从中推断他们的情绪和意图。

（五）语言理解能力差

有的老年人对于新信息的接受和理解能力下降，难以理解复杂或抽象的概念。例如，护理员使用扫地机器人打扫彭奶奶的房间，彭奶奶感到十分新奇，询问护理员怎么使用扫地机器人。护理员耐心地给彭奶奶讲解使用扫地机器人的步骤，但彭奶奶始终难以理解。

（六）动作表情障碍

有的老年人存在动作表情障碍，难以用动作、表情来表达自己的想法和感受。例如，有的老年人难以做出抱拳、竖大拇指等动作，想要指向某物时手指无法准确地指向目标；有的老年人在脑卒中后留下后遗症，难以控制嘴部肌肉，无法微笑或撇嘴；有的老年人目光呆滞，无法进行眼神交流，他人无法从老年人的眼神中了解老年人的情绪。对于有动作表情障碍的老年人，养老服务人员应重点关注其语言表达。

二、老年人沟通障碍产生的原因

老年人沟通障碍产生的原因主要可分为生理原因、心理原因和社会原因。

（一）生理原因

（1）听力下降。随着年龄的增长，老年人听力逐渐下降，甚至出现严重的听力障碍。

听力下降常导致老年人难以清楚地听到别人的话语，错过关键信息，影响沟通的流畅性和准确性。例如，护理员告诉陈奶奶明天要进行身体检查，需要她早上空腹。但由于陈奶奶听力不佳，她以为是要求她整天空腹。

（2）视力下降。视力下降常导致老年人看不清沟通对象的面部表情和肢体动作，直接影响他们理解沟通对象的情绪和意图。另外，视力下降会影响老年人的阅读能力，使得他们难以用书面语言进行沟通，甚至影响他们的日常生活。

（3）口腔和咽喉功能退化。口腔和咽喉功能退化会影响老年人的语音清晰度。例如，周爷爷牙齿脱落、咽喉功能退化，导致其说话吐字不清、声音低。

（4）神经系统退化。由于年龄增长和患某些疾病，老年人神经系统逐渐退化，可能会出现反应速度变慢、注意力不集中等问题。这使得老年人在沟通中难以迅速、正确地理解他人的话语或做出适当的回应，从而影响沟通效果。

（二）心理原因

消极的心理状态会直接影响老年人的沟通意愿和老年人服务沟通的效果。随着年龄的增长，老年人可能会因为健康状况的变化、社会角色的转变等，感到自己不再像过去那样有能力、有价值，从而产生自卑心理。由于自卑心理，老年人可能不敢与人沟通，甚至对他人存在偏见和误解。

“年轻态”养老，沟通不再是问题

此外，孤独、焦虑、抑郁等消极心理都可能使老年人沟通意愿下降，变得沉默寡言，不理会他人的提问，抵触他人的关心。消极心理还会影响老年人的认知功能，使得他们难以集中注意力，对信息的理解和处理能力下降。

（三）社会原因

由于文化背景、风俗习惯、生活经历等的不同，不同社会环境下生活的人之间可能存在沟通障碍。例如，江爷爷长期在湖南老家生活，只会说当地的方言，后来被儿子接到南京养老，由于江爷爷不会说普通话，社区养老服务人员和他沟通时经常听不懂他说的话。

此外，随着社会的发展和科技的进步，沟通方式在不断更新，越来越多的人倾向于用电子设备进行沟通。而老年人由于学习能力和对新事物的接受能力逐渐降低，难以紧跟社会的发展，在使用电子设备沟通时容易出现沟通障碍。例如，一些老年人不知道如何使用智能手机，无法用智能手机与他人进行视频沟通。

敬老爱老

“智在指尖，爱在夕阳”

近年来，随着数字技术飞速发展，微信已经成为人们日常生活中的重要沟通工具。然而，对于老年人来说，用微信沟通并不容易，微信上的各种功能陌生而复杂，他们不知道该如何添加好友、发送消息或使用语音通话。

为帮助老年人通过微信与他人沟通，助力老年人跨越“数字鸿沟”，某社区开展“智在指尖，爱在夕阳”智能手机使用培训活动，养老服务人员来到老年人家中指导他们使用微信。

在孙爷爷家中，养老服务人员小吴耐心地为孙爷爷演示操作步骤，并反复强调关键步骤，直到孙爷爷能够独立演示。“我不会用智能手机，每次都要麻烦孩子们教我，这次上门培训活动特别适合我们老年人！”孙爷爷对这次活动赞不绝口。

小吴针对不同老年人的需求和兴趣，为他们介绍了微信中比较常用、实用的功能，并指导他们在朋友圈里发图片、关注他们感兴趣的公众号等。

此外，由于老年人对网络诈骗和隐私泄露的风险缺乏足够的认识，很容易成为不法分子的目标。小吴向老年人普及了网络安全知识，提醒他们不要随意添加陌生人为好友，不要答应陌生人的转账请求。

最后，小吴指导老年人在微信里添加自己为好友，让他们在有需要时可以通过微信及时联系自己。

任务实施

老年人沟通障碍案例分析

【任务背景】

王奶奶，80 岁，老伴两年前去世，这对她造成了很大的打击。她曾经做过白内障手术，但视力恢复并不理想。由于视力问题，王奶奶很少出门，与邻居和朋友的交往也逐渐减少，社交圈子变得越来越小。王奶奶的子女们工作繁忙，很少陪伴她，她大部分时间都是独自一人在家。她很少主动与子女们沟通，子女们主动询问她的近况时，她也只是勉强回答几句。

在社区开展的独居老年人探访活动中，护理员小李负责探访王奶奶。在与王奶奶交流时，小李发现她存在明显的沟通障碍。王奶奶对于小李提出的问题，往往需要思考很长时间才能回答，而且她的回答往往与问题不相关或含糊不清。此外，王奶奶说话声音很低，还经常重复说一些无关紧要的话语，这使得小李很难理解她的真实意思。

【实施流程】

（1）学生自由分组，每组 3～4 人，并选出一名组长。

（2）小组成员根据任务背景讨论下列问题：① 王奶奶存在哪些沟通障碍？② 王奶奶出现沟通障碍的原因有哪些？③ 如何把王奶奶出现沟通障碍这一情况告知王奶奶的子女？

（3）组长汇报结果，主讲教师进行点评。

【实施记录】

根据任务实施情况填写表 2-6。

表 2-6　任务实施记录表

<table>
<tr><td>班级</td><td></td><td>组号</td><td colspan="2"></td><td>指导教师</td><td></td></tr>
<tr><td rowspan="5">小组成员</td><td>姓名</td><td>学号</td><td colspan="4">任务分工</td></tr>
<tr><td></td><td></td><td colspan="4"></td></tr>
<tr><td></td><td></td><td colspan="4"></td></tr>
<tr><td></td><td></td><td colspan="4"></td></tr>
<tr><td></td><td></td><td colspan="4"></td></tr>
<tr><td>活动心得</td><td colspan="6"></td></tr>
</table>

学习成果自测

1. 填空题

（1）在进行老年人沟通能力评估时，养老服务人员应遵循____________、客观性原则、科学性原则和安全性原则等。

（2）一般来说，老年人沟通能力评估的内容包括____________、视力、听力、理解能力和表达能力等方面。

（3）______________是指用标准化的量表或其他工具，按照规定的程序评估老年人沟通能力的方法。

（4）有的老年人______________，难以正确地组织语言来表达想法，说话啰唆。

2. 选择题

（1）听力评为（　　）分，说明老年人在音量较小或说话距离超过 2 米时听不清。

A．1　　B．2　　C．3　　D．4

（2）周爷爷意识清醒，辨认物体有困难，但眼睛能跟随物体移动，需他人频繁重复表达才能理解他人的意思，音量较大时才能听见部分谈话内容。综上，周爷爷沟通能力的等级应被评为（　　）。

A．沟通能力完好　　B．沟通能力轻度受损

C．沟通能力中度受损　　D．沟通能力重度受损

（3）下列选项中，（　　）不属于老年人沟通能力评估的用品。

A．报纸　　B．助听器　　C．体温计　　D．笔

（4）下列选项中，（　　）不属于老年人沟通能力评估中需要收集的老年人信息。

A．兴趣爱好　　B．文化程度　　C．婚姻状况　　D．籍贯

（5）下列关于老年人沟通障碍的说法，正确的是（　　）。

A．随着年龄的增长，老年人的发音器官发生变化，可能导致其出现语言理解能力差等问题

B．为了更好地为老年人提供服务，养老服务人员应坚持说普通话

C．口腔和咽喉功能退化会导致老年人出现反应速度变慢、注意力不集中等问题

D．孤独、焦虑、抑郁等消极心理都可能使老年人沟通意愿下降

3. 简答题

（1）简述老年人沟通能力评估的方法。

（2）简述常见的老年人沟通障碍。

（3）简述老年人沟通障碍产生的原因。

学习成果评价

请进行学习成果评价，并将评价结果填入表 2-7 中。

表 2-7　学习成果评价表

<table>
<tr><td>班级</td><td></td><td>组号</td><td></td><td>日期</td><td></td></tr>
<tr><td>姓名</td><td></td><td>学号</td><td></td><td>指导教师</td><td></td></tr>
<tr><td>项目名称</td><td colspan="5">老年人沟通能力评估和沟通障碍</td></tr>
<tr><td>评价项目</td><td colspan="2">评价内容</td><td>分值</td><td>自我评分</td><td>教师评分</td></tr>
<tr><td rowspan="5">理论知识
（40%）</td><td colspan="2">老年人沟通能力评估的原则和内容</td><td>10</td><td></td><td></td></tr>
<tr><td colspan="2">老年人沟通能力的等级标准</td><td>5</td><td></td><td></td></tr>
<tr><td colspan="2">老年人沟通能力评估的流程和方法</td><td>10</td><td></td><td></td></tr>
<tr><td colspan="2">常见的老年人沟通障碍</td><td>8</td><td></td><td></td></tr>
<tr><td colspan="2">老年人沟通障碍产生的原因</td><td>7</td><td></td><td></td></tr>
<tr><td rowspan="2">实践技能
（40%）</td><td colspan="2">能够评估老年人沟通能力</td><td>20</td><td></td><td></td></tr>
<tr><td colspan="2">能够辨别常见的老年人沟通障碍和产生原因</td><td>20</td><td></td><td></td></tr>
<tr><td rowspan="4">综合素养
（20%）</td><td colspan="2">积极参加学习活动，主动学习、思考、讨论</td><td>5</td><td></td><td></td></tr>
<tr><td colspan="2">具备良好的沟通态度</td><td>5</td><td></td><td></td></tr>
<tr><td colspan="2">培养认真负责、严谨务实的职业素养</td><td>5</td><td></td><td></td></tr>
<tr><td colspan="2">培养尊老敬老、孝老爱亲、爱岗敬业的品质，增强服务意识</td><td>5</td><td></td><td></td></tr>
<tr><td colspan="3">合计</td><td>100</td><td></td><td></td></tr>
<tr><td colspan="3">总分（自我评分×40%+教师评分×60%）</td><td colspan="3"></td></tr>
<tr><td>自我评价</td><td colspan="5"></td></tr>
<tr><td>教师评价</td><td colspan="5"></td></tr>
</table>

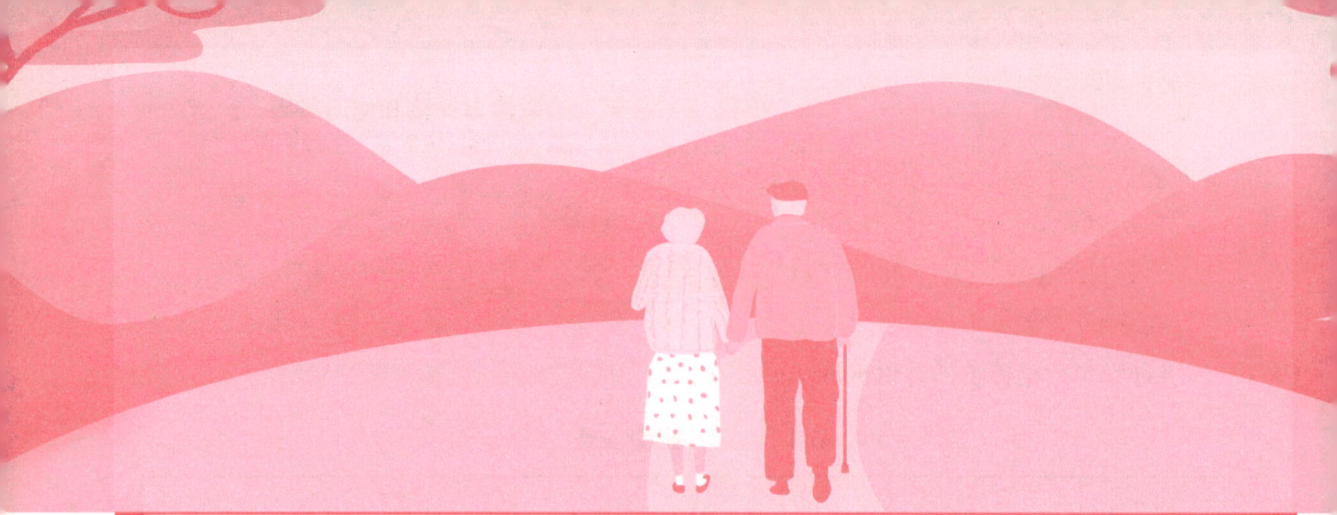

项目三
老年人服务中的语言沟通技巧

项目引言

语言沟通是老年人服务沟通的主要方式。在老年人服务过程中，养老服务人员应根据具体情况灵活使用语言沟通技巧，包括倾听技巧、赞美技巧、批评技巧、说服技巧和拒绝技巧等，以有效掌握老年人的需求，增强沟通效果，从而为老年人提供更好的服务，促进老年人的身心健康。

知识目标

- 了解倾听的定义、作用、过程和层次。
- 掌握有效倾听的技巧。
- 掌握赞美的原则、技巧和注意事项。
- 掌握批评的原则、技巧和注意事项。
- 掌握说服的阶段、影响说服效果的因素和说服的技巧。
- 掌握拒绝的技巧和注意事项。

素质目标

- 培养耐心和同理心，在沟通过程中关怀和体贴老年人。
- 能够用礼貌的语言与老年人沟通，提高亲和力。

任务一　学会倾听

任务导入

【情景一】邓爷爷是钢铁厂的退休职工，经常向护理员小金分享自己年轻时的经历。一次，邓爷爷又兴致勃勃地向小金讲述他年轻时参与某重大工程项目的情形，而小金忙于自己的工作，没有认真听，还说："这些我都知道了，您已经说过好多遍了。"邓爷爷听后沉默下来，不再继续分享自己的故事。

【情景二】李奶奶早年丧偶，平时喜欢向护理员小张倾诉自己的经历。"那时候，他爸爸走得早，留下我一个人带着孩子生活。为了给孩子更好的生活，我每天从早忙到晚，有时累得腰都直不起来。"李奶奶说着，眼眶开始泛红。小张认真听着，还握住李奶奶的手，温柔地说："李奶奶，您真不容易。一个人抚养孩子真的太辛苦了。"

李奶奶点点头，说道："是啊，那时候真苦呀！现在都熬过去了，孩子长大了，有了自己的事业和家庭，我也安心了。"小张听着李奶奶的话，时而微笑，时而点头，偶尔还会提出一些问题，引导李奶奶进一步分享自己的感受。

这次沟通持续了很久，最后李奶奶感激地说："谢谢你，小张，每次都耐心听我唠叨。"

思考：

（1）情景一中的小金存在哪些沟通问题？

（2）情景二中的小张使用了哪些倾听技巧？效果如何？

一、倾听的定义和作用

倾听（见图 3-1）是指凭借听觉器官接收语言信息，进而通过思维活动达到认知、理解的全过程。倾听实质上是老年人与养老服务人员的互动过程，它不仅包括老年人的语言表达，而且包括养老服务人员的主动参与。

倾听主要有以下作用：

（1）有助于养老服务人员获取全面、真实的信息。如果没有专心倾听，就容易忽略某些重要信息或者不能理解老年人的言外之意。

（2）有助于养老服务人员了解老年人的真实诉求，抓住问题的关键，从而找到解决问题的办法。同时，认真倾听可以使老年人感受到被关注和被尊重，更容易敞开心扉，从而迅速拉近双方的关系。

（3）有助于沟通双方克服各种各样的沟通障碍，如沟通时间的短暂、文化层次的差异等，避免因误解信息而导致的沟通失败，从而提高沟通效率。

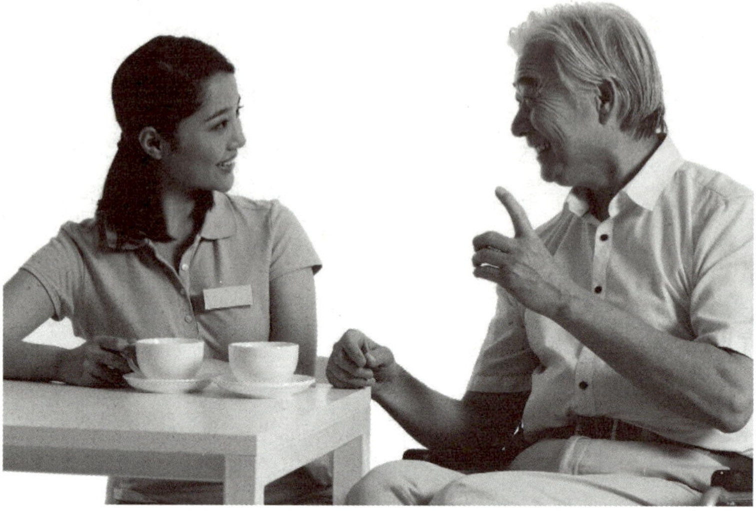

图 3-1　倾听

课堂互动

请谈一谈“倾听”和“听”有何区别。

二、倾听的过程和层次

（一）倾听的过程

养老服务人员倾听老年人说话的过程一般包括接收信息、选择性注意信息、理解信息、评价信息四个阶段。

1．接收信息

在倾听过程中，养老服务人员首先会接收老年人传递的语言信息和非语言信息。语言信息直接传达了老年人的想法、观点。非语言信息则是对语言信息的补充，往往能够表达老年人内心的情感。

2．选择性注意信息

在接收信息后，养老服务人员会选择性地注意某些信息，忽略一些不重要的信息。老年人的用词、语调和养老服务人员对老年人的看法等都会影响养老服务人员对信息的选择性注意。

3．理解信息

理解信息即养老服务人员对老年人所传达的信息进行了解和分析的过程。接收、选择性注意信息后，养老服务人员就要运用自己的知识和经验等对信息进行分析、推理，以便更深入地理解老年人的意图。

4．评价信息

养老服务人员根据自己的经验、知识、情感或价值观，对听到的内容做出评价。

同步案例

林爷爷抱怨饭菜不好吃

吃完晚餐后，林爷爷找到护理员小吴，说：“小吴啊，最近食堂的饭菜越来越不好吃了。”

小吴微笑着说：“林爷爷，您能详细说说您对饭菜的哪些方面不满意吗？”

林爷爷思考了一会儿，说：“品种太单调了，每天的菜品都差不多，我都吃腻了。而且很多菜的味道偏咸，我这个年纪吃得太咸对身体不好。米饭也很硬，我都吃不下去。”

小吴注意到了“品种单调”“味道偏咸”“米饭很硬”等关键信息，继续问道：“除了品种单调、味道偏咸和米饭很硬这几个问题，还有其他问题吗？”

林爷爷回答：“没了，就是这几个问题。”

小吴认为可能是最近食堂换了厨师和大米品种才导致出现这些问题，决定等一会儿去问一下其他老年人的意见再向食堂管理人员反映。于是，小吴向林爷爷说明了最近食堂换了厨师和大米品种的情况，并说道：“林爷爷，您放心，我会向食堂反映这些问题，让他们尽快改进餐食，尽量让大家都吃得满意。”

林爷爷点点头，说：“好，辛苦你了。”

（二）倾听的层次

1．心不在焉地听

心不在焉地听是指养老服务人员几乎不注意听老年人说的话，心里想着其他事情或只想着如何辩驳老年人说的话。养老服务人员虽然表面上在听，但是实际上把老年人说的话当作“耳旁风”。这种层次的倾听是最低层次的倾听，容易导致无效沟通，甚至引发矛盾冲突。

2．被动消极地听

被动消极地听是指养老服务人员机械地听老年人说的话，常常忽视老年人通过动作、表情等传递的重要信息或老年人的言外之意。在这种层次的倾听中，养老服务人员经常通过“嗯”“好”“知道了”等语言来表示自己正在倾听，这可能会使老年人误以为养老服务人员完全听懂了自己说的话。被动消极地听容易导致沟通双方出现误解。

3．选择性地听

选择性地听是指养老服务人员虽然主动倾听老年人说的话，但往往只关注符合自己喜好或观点的信息，而忽略不符合自己喜好或观点的信息。养老服务人员如果对老年人所说的内容不感兴趣了，就会转为被动消极地听。

4．专注地听

专注地听是指养老服务人员全神贯注地、主动积极地听老年人所说的每一句话，注意老年人的一举一动。在这种层次的倾听中，养老服务人员始终保持积极的态度，主动回应老年人，激发老年人的表达欲，但养老服务人员和老年人没有产生心理共鸣。

5．运用同理心听

运用同理心听是指养老服务人员站在老年人的角度用心去听，积极与老年人产生心理共鸣。在这种层次的倾听中，养老服务人员善于从老年人的话语中寻找自己感兴趣的部分，并积极向老年人做出反馈，还能用心体会老年人的感受，设身处地地看待事物。运用同理心听是最高层次的倾听。

让心贴心——学会运用同理心听

三、有效倾听的技巧

养老服务人员应掌握有效倾听的技巧，做优秀的倾听者。

（一）避免偏见

偏见是指人们对人或事持有的一种不客观、不公正的否定态度。在沟通过程中，偏见（如不喜欢老年人的着装、口音、立场等）会左右养老服务人员的思维，容易导致养老服务人员对所接收的信息产生误解。因此，在倾听时，养老服务人员应尽量避免偏见，保持客观的态度。

避免偏见的方法如下：① 不断学习，增加自己的知识储备，用公正、客观的态度来处理沟通过程中接收到的信息；② 自觉改变对老年人的刻板印象，避免戴着有色眼镜看待老年人；③ 在沟通过程中就事论事，尽量避免掺杂个人情绪。

小贴士

刻板印象是指人们对于某些特定类型人、事、物的概括化、固定化的看法。

（二）专心倾听

专心倾听是指在倾听过程中，养老服务人员要尽量避免受到环境影响，或将环境影响降至最低，并用动作表情暗示老年人“我在倾听”。具体来说，养老服务人员应做到以下几点：

（1）尽量选择在安静的场所进行沟通（尤其在沟通重要事情时），避免在人来人往、嘈杂的场所进行沟通。

（2）确保注意力集中，不要开小差或做其他事情，以免老年人感到自己不被重视。有些老年人爱唠叨，经常重复说同一个话题，对此，养老服务人员应多一些理解和宽容，试着从老年人的言语中提取有用、有趣的信息。

（3）在倾听时，保持目光交流（见图 3-2）。眼睛是心灵的窗户。人们在沟通时，总是不由自主地用目光表达各种思想感情。养老服务人员应用柔和的目光注视老年人，以表明自己友好的态度和表示自己正在专心倾听。

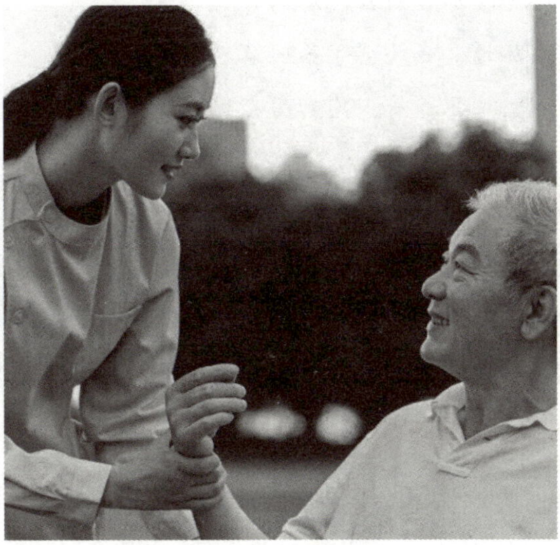

图 3-2　目光交流

同步案例

护理员小郑倾听张爷爷的故事

张爷爷，78 岁，住在养老院里。张爷爷是一名退役军人，经常给护理员小郑讲述自己在军营里的故事。

这些故事小郑已经听过很多遍了，但她从未感到厌烦，她知道这些故事对张爷爷来说意义重大，是他晚年生活的精神慰藉。而且，通过倾听张爷爷的故事，小郑不仅了解了他过去的经历，还发现张爷爷喜欢吃面食、听军歌等，这使得小郑能更好地为张爷爷提供照护服务。

每次张爷爷开始讲述时，小郑都会坐到张爷爷身边，专心倾听。她时而点头表示理解，时而提问以引导张爷爷讲述更多细节。

张爷爷说："小郑啊，你知道吗？当年我在部队里可是个射击高手呢，每次打靶都是九环、十环，战友们都佩服我。"

小郑笑着注视着他，说道："哇，您当时是怎么练习射击的呀？"

张爷爷得意地笑了，说："哈哈，练习射击可不容易，要长时间保持同一个姿势，眼睛要时刻盯着目标。那时我们每天早上都要去靶场练习，风雨无阻。"

小郑好奇地问："那您参加过射击比赛吗？"

张爷爷说："当然参加过，我还得了第一名。"

小郑竖起大拇指，说："张爷爷，您真厉害！"

（三）设身处地地理解

设身处地地理解是指从他人的立场出发去理解他人的感受和想法。养老服务人员应设身处地地理解老年人的观点、态度、行为，从而促进情感认同。例如，养老服务人员在倾听老年人说话的过程中，可以问自己："如果我是这位老年人，我怎么看待这个问题？"

（四）适时、适度地给予反馈

在倾听过程中频繁插话或一言不发，都是不礼貌的行为。养老服务人员适时、适度地通过点头、提问等方式给予反馈，不仅可以表示自己在认真倾听，拉近与老年人的关系，而且可以使话题向双方共同关注的方向转变。

1. 点头和微笑

养老服务人员使用点头和微笑等非语言反馈可以表达对老年人的关注和理解。点头可以表示养老服务人员在关注老年人的讲述或认同老年人的观点，微笑则能够表明养老服务人员对老年人友善的态度。

2．语言回复

养老服务人员可以通过复述老年人的话语或使用肯定的词句来表示自己听到了老年人所说的话，如“我明白您的意思，您是说……”“您觉得……”或“嗯”“是的”等简单的话语。

小贴士

复述老年人的话语应注意以下事项：① 复述的内容应为谈话中的关键内容，不要复述一些不重要的细枝末节；② 复述积极的内容，尽量避免复述消极的内容，以免影响老年人的情绪；③ 不要过度复述，以免老年人觉得养老服务人员敷衍了事；④ 复述技巧要与其他沟通技巧结合起来使用。

此外，当老年人表达某种情感或观点时，养老服务人员可以适当对老年人说“我也有过这样的感受”“我特别理解您的想法”“我也经历过相同的事情”等能够引起共鸣的话语，让老年人感受到养老服务人员的支持和理解，从而增进彼此之间的感情。

3．提问

养老服务人员在倾听时应适时提问（见图 3-3）。一方面，提问能让老年人感受到养老服务人员对自己说的话感兴趣，使老年人更愿意分享自己的想法和感受。另一方面，通过提问，养老服务人员可以验证自己的理解是否正确，避免误解或遗漏重要信息。提问可分为封闭式提问和开放式提问。

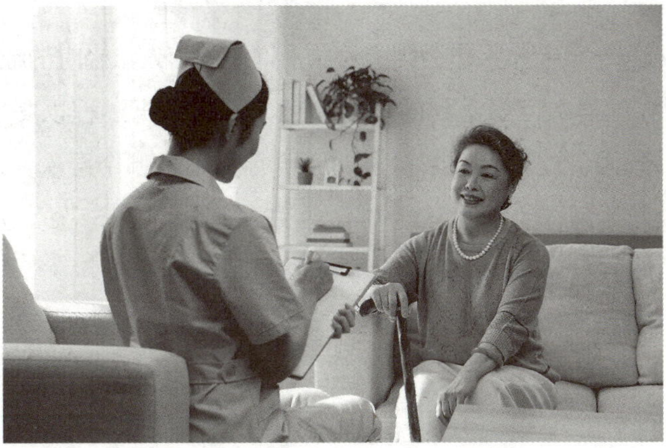

图 3-3　养老服务人员向老年人提问

（1）封闭式提问。封闭式提问是指提出带有预设答案的问题，以获取重要信息，缩小讨论范围。使用封闭式提问时，常使用“是吗”“对吗”“想不想”“好不好”等词，而对方回答时一般会用“是”“不是”等简洁的词语。例如，护理员问：“您的膝盖疼不疼？”老年人一般回答“疼”或“不疼”。需要注意的是，使用封闭式提问会限制老年人的回答范围，过度使用封闭式提问还可能让老年人产生被审问的感觉。

（2）开放式提问。开放式提问是指提出答案范围较大的问题，给予对方自由发挥的余地。使用开放式提问时，常使用“什么”“怎么样”“为什么”等词，对方在回答时通常会进行较为详细的叙述。开放式提问让老年人有机会充分表达自己的想法，还有助于养老服务人员获得更全面的信息。

课堂互动

判断以下提问属于封闭式提问还是开放式提问：

（1）“您有没有按时服用医生开的药？”

（2）“您对我们提供的服务有什么建议？”

（3）“您今天胃口好吗？”

（4）“您昨天参加了养老院的书法活动，感觉怎么样？”

任务实施

分析倾听过程

【实施流程】

（1）每名学生选择一位老年人作为倾听对象，询问老年人年轻时的经历，让老年人讲述。

（2）学生在倾听过程中运用学到的倾听技巧，并将倾听过程以文字、音频或视频的形式记录下来。学生回顾倾听过程，判断自己的倾听行为处于哪个层次，总结在倾听中的经验教训，如哪些倾听技巧运用得当、哪些地方需要改进等。

（3）学生提交报告、音频或视频文件，主讲教师进行点评。

【实施记录】

根据任务实施情况填写表 3-1。

表 3-1　任务实施记录表

姓名		学号		指导教师	
倾听能力评价					
活动心得					

任务二　学会赞美和批评

任务导入

【情景一】朱爷爷，78 岁，子女都在外地工作，他通过养老服务平台预订了照护服务，平台指派护理员小林为朱爷爷提供服务。第一次与朱爷爷见面时，小林详细询问了朱爷爷的生活习惯、健康状况、兴趣爱好等，了解到朱爷爷不仅坚持锻炼、经常参加社区组织的活动，还喜欢下棋、研究历史等。小林也对历史感兴趣，于是请教了朱爷爷几个历史问题，朱爷爷都逐一详细地讲解。听了朱爷爷的讲解后，小林由衷地赞美道："朱爷爷，您兴趣爱好广泛，思维敏捷，比我们年轻人都有活力。"

朱爷爷听到小林的赞美，非常高兴。这次沟通让小林成功地拉近了与朱爷爷的距离。在接下来的日子里，小林凭借自己良好的服务态度和专业技能，为朱爷爷提供了细致入微的照护服务，赢得了朱爷爷的高度认可。朱爷爷在养老服务平台给小林留下了五星好评，并把小林推荐给了自己的朋友们。

【情景二】卫爷爷不喜欢洗澡，就算在炎热的夏天里也很少洗澡。渐渐地，卫爷爷身上产生了异味。护理员小杨对卫爷爷说："您身上的味道太难闻了，已经有人投诉您影响他们的生活了，今天您一定要洗澡。"卫爷爷生气地说："你凭什么管我的事？"

思考：

（1）情景一中的小林是如何赞美朱爷爷的？赞美起到了什么作用？

（2）情景二中的小杨存在哪些沟通问题？

一、赞美

赞美在沟通中至关重要，能拉近人与人之间的距离，增进双方的感情。养老服务人员适当赞美老年人，可以增强老年人的成就感和价值感，使老年人感到愉悦和满足（见图 3-4）。

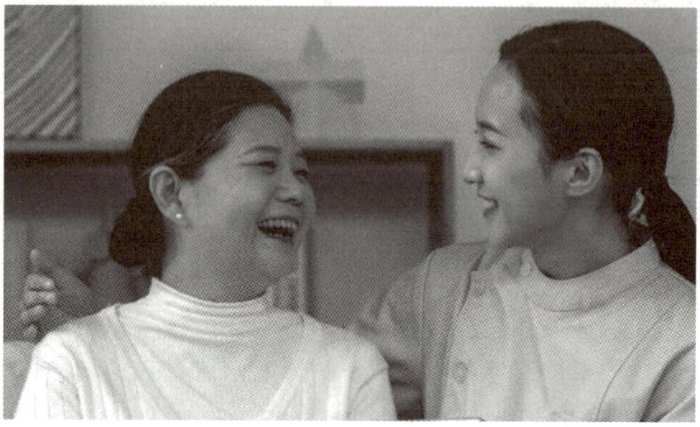

图 3-4　老年人感到愉悦和满足

（一）赞美的原则

1．真诚原则

真诚是赞美的基石。真诚原则要求养老服务人员在赞美老年人时，保持真实、诚恳的态度，表达出对老年人的尊重和认可。赞美的话语并非空洞的套话或虚伪的恭维话，而是在对老年人的了解和欣赏的基础上说出的真实感受。此外，养老服务人员在赞美时还要注意自己的语气和表情，让老年人感受到自己的诚意。

2．具体原则

赞美的内容应具体、细致。养老服务人员可以从生活细节入手赞美老年人，具体指出老年人做了哪些值得称赞的事或具有哪些优秀品质，以使赞美的话语更有说服力，避免泛泛而谈。例如，养老服务人员可以说："奶奶，您说话总是那么温柔，让我们感到很亲切。""奶奶，您今天的衣服真好看，您穿着看起来特别精神。"

3．适度原则

赞美要适度，不要过于夸张或频繁，以免让老年人感到尴尬甚至反感。养老服务人员应根据实际情况给予老年人恰到好处的赞美。

4．适时原则

适时原则是指在恰当的时间进行赞美，以便达到最佳的效果。赞美具有时效性，错过了最佳时机，赞美的效果可能会大打折扣。当老年人完成某项任务或展现出某些优秀品质时，养老服务人员应适时赞美老年人，让老年人感受到被关注、被认可。

（二）赞美的技巧

1. 直接赞美

直接赞美即直接、明确地表达对对方的肯定和欣赏。直接赞美通常用于对具体行为、成就或品质的正面评价，如“您今天坚持锻炼了很久，这说明您很有毅力。”“您真是太热心了，总是这么乐于助人。”

知识拓展

直接赞美的切入点

1. 在老年人完成日常任务时赞美

当老年人完成日常任务时，养老服务人员可以赞美老年人。例如，当老年人整理完房间时，养老服务人员可以说：“您的衣服叠得整整齐齐，床铺也很整洁。您真能干。”这样的赞美不仅能让老年人感到自己的劳动得到了认可，而且能鼓励老年人保持良好的生活习惯。

2. 在老年人分享经历时赞美

当老年人兴致勃勃地讲述自己的经历时，适当的赞美能够增强他们的愉悦感。例如，当老年人说“我年轻时是校篮球队的主力，经常代表学校参加比赛”时，养老服务人员可以说：“能够代表学校参加比赛，那您打篮球一定很厉害。”

3. 在老年人展示才艺时赞美

当老年人展示了自己的书法、绘画或其他才艺时，真诚的赞美能够让他们更有成就感。例如，某位老年人擅长书法，在看到他的书法作品后，养老服务人员可以说：“您的字刚劲有力，写得真好看。”

4. 在老年人勇敢面对困难时赞美

若老年人在面对困难时表现出坚强和乐观的态度，养老服务人员可以赞美他们。例如，一位患脑卒中的老年人活动困难，仍然每天坚持进行康复训练，养老服务人员可以说：“您的精神让人佩服，坚持下去，您一定会很快康复的。”

2. 间接赞美

间接赞美即通过委婉、含蓄的方式来表达对对方的肯定和欣赏，一般有以下几种形式。

（1）转述赞美

转述赞美涉及第三方，可以增强赞美的客观性和可信性。养老服务人员可以转述他人对老年人的赞美，也可以让他人转述自己对老年人的赞美。

（2）以自己做陪衬

以自己做陪衬，放低姿态赞美他人，会显得更真诚。例如，向奶奶是一位裁缝，护理员小陈在帮向奶奶整理衣物时发现了一条长裙，好奇地问向奶奶长裙是从哪里买的，向奶奶说这条长裙是她亲手缝制的。小陈由衷地赞美道："向奶奶，您真厉害。相比之下，我真是惭愧，连缝扣子都缝不好。"

（3）虚心请教

虚心请教是一种有效的间接赞美技巧。向老年人请教时，养老服务人员实际上是肯定了老年人的经验和智慧，这本身就是对老年人的高度赞美。例如，养老服务人员小赵看到吴奶奶在阳台上浇花，便向吴奶奶请教："吴奶奶，您的花养得可真好。您有什么养花秘诀呀？"

课堂互动

教师选择几名学生，让他们运用学过的赞美技巧完成下列任务：

（1）赞美一名同班同学。

（2）赞美自己的爸爸或妈妈。

（3）赞美自己的爷爷、奶奶或外公、外婆。

（三）赞美的注意事项

1．不要胡乱赞美

老年人是成年人，具有独立的人格。养老服务人员与老年人之间是平等的、互相尊重的关系。养老服务人员在赞美老年人时，不应说"真听话啊""真乖"这种赞美小孩子的话语。受到这种不恰当的赞美后，有的老年人会觉得自己被视为无用、低能的人。

2．主动创造赞美的机会

养老服务人员可以拜托老年人做一些他们力所能及的事情，从而创造赞美老年人的机会。需要注意的是，拜托老年人做的事情应是老年人可以轻松做到的。例如，用餐完毕后，养老服务人员可以让老年人帮忙收拾碗筷，并对老年人表示感谢和赞美。

二、批评

在老年人服务沟通中，不可能只有赞美，批评同样不可或缺。恰当的批评可以帮助老年人弥补不足、纠正错误。

（一）批评的原则

1. 善意原则

批评是为了帮助对方进步，而非指责，更不是嘲讽、贬低。指责、嘲讽、贬低对方会让其感到受挫，甚至产生抵触情绪，导致双方关系紧张，无法解决问题。因此，在批评时，养老服务人员应始终坚持善意原则，希望对方变得更好，并为其提供有效帮助。

2. 实事求是原则

实事求是原则是指批评他人时必须依据客观事实，避免主观臆断。例如，护理员小李注意到李爷爷最近经常忘记做康复训练，于是拿着康复室的记录对李爷爷说："李爷爷，根据康复室的记录，上周您只进行了一次康复训练，而医生建议每周进行三次康复训练。您这样做不利于恢复健康，以后一定要按时进行康复训练呀！"

3. 对事不对人原则

对事不对人原则是指在批评过程中，将焦点放在具体的事情上，针对事情本身提出意见和建议，不对个人的能力、品质进行批评。例如，午休时，赵奶奶用收音机播放音乐，影响了其他老年人休息。此时，护理员可以说："赵奶奶，现在是午休时间，您应该好好休息，而且您这样做会影响大家休息。您如果想听音乐可以戴着耳机。"而不应该说："赵奶奶，现在是午休时间，您这样做太没有公德心了。"

4. 场合原则

场合原则是指批评他人时要注意场合。在公共场合批评他人往往会使其感到尴尬，甚至可能引发冲突。因此，养老服务人员批评老年人时，应选择没有第三人在场的场合，这样，老年人更容易接受并反思自己的错误。

5. 时机原则

批评的时机很重要。养老服务人员应避免在老年人用餐、休息或进行其他活动时批评他们，以免影响老年人的正常生活；避免在老年人情绪不稳定时批评他们，以免加重老年人的心理负担，甚至引发冲突。此外，养老服务人员还应确保自己有足够的时间对问题进行解释，避免在匆忙、紧迫的情况下批评老年人。

（二）批评的技巧

1. 欲抑先扬

欲抑先扬是一种被广泛使用的批评技巧，其重点在于在提出批评前，先对对方进行肯定，以营造出积极的氛围，使对方在心理上更容易接受批评。运用这种技巧可以缓和批评的尖锐性，有助于避免批评带来的直接冲突。

2．暗示批评

暗示批评较为温和，能让对方的自尊心在没有受到伤害情况下认识到自己的问题，常常与欲抑先扬技巧结合起来使用。需要注意的是，采用暗示批评时可能会因为表达不够明确而导致对方误解或忽视问题。如果对方没有理解批评的意思，可以考虑采用更直接的方式进行沟通。

3．先己后人

先己后人是指先反思自己是否在某些方面做得不够好，再批评对方。批评者先承认自己的不足，放低姿态，能使对方更容易接受批评。

你会如何批评林爷爷呢？

4．以问代责

以问代责是指通过提问的方式引导对方进行自我反思，从而使对方认识到自身的问题。运用这种技巧有助于缓解对方的抵触情绪和避免冲突，让对方主动改进。

课堂互动

林爷爷经常将捡来的纸盒等堆在养老院的楼道里，既影响环境，又造成安全隐患。如果你是护理员，你会如何批评林爷爷？

（三）批评的注意事项

1．多理解，少批评

老年人身体机能下降，属于被照顾的一方，容易产生负面情绪，如自卑感、无助感。养老服务人员在服务过程中，要尽可能地理解、包容老年人，尽量少批评老年人。

2．批评后提出建议

养老服务人员在批评老年人后，应马上提出具体的建议，让老年人知道如何改进或避免类似情况再次发生。提出的建议应具有针对性和可操作性。

3．不要直接批评老年人看重的方面

俗话说：“打人莫打脸，揭人莫揭短。”养老服务人员应当避免直接批评老年人看重的方面，以免伤害老年人的自尊心，让老年人感到难过、沮丧或愤怒。

任务实施

赞美和批评情景模拟

【任务背景】

案例一：朱奶奶，77岁，性格内向，不善于表达。每次养老院举办活动，朱奶奶总是默默地付出，帮忙倒茶水、收拾桌子等。一次，养老院举办了一场庆祝活动，朱奶奶像往常一样，在人群中穿梭，为其他老年人提供帮助。养老服务人员小李看到后，上前接过朱奶奶手里的活并赞美了她。

案例二：方爷爷，82岁，性格固执，经常不遵守养老院的规定，给养老服务人员带来了很多困扰。一天，方爷爷在未经允许的情况下独自外出，养老服务人员小李发现后及时找回了方爷爷。回到养老院后，小李批评了方爷爷私自外出的行为并向他说明了养老院的相关规定。

【实施流程】

（1）学生自由分组，每组3人。

（2）根据任务背景，一名学生扮演朱奶奶，一名学生扮演方爷爷，一名学生扮演小李，分别模拟小李赞美朱奶奶、批评方爷爷的情景。

（3）教师随机选择几组上台表演，并进行评价。

【实施记录】

根据任务实施情况填写表3-2。

表3-2　任务实施记录表

<table>
<tr><td>班级</td><td></td><td>组号</td><td> </td><td>指导教师</td><td></td></tr>
<tr><td rowspan="4">小组成员</td><td>姓名</td><td>学号</td><td colspan="3">任务分工</td></tr>
<tr><td></td><td></td><td colspan="3"></td></tr>
<tr><td></td><td></td><td colspan="3"></td></tr>
<tr><td></td><td></td><td colspan="3"></td></tr>
<tr><td rowspan="2">沟通技巧运用</td><td>自我评价</td><td colspan="4"></td></tr>
<tr><td>组员评价</td><td colspan="4"></td></tr>
<tr><td>活动心得</td><td colspan="5"></td></tr>
</table>

任务三　学会说服和拒绝

任务导入

【情景一】李爷爷患有高血压病，医生让其控制盐的摄入量。但是李爷爷特别喜欢吃味道重的食物，对医生的嘱咐毫不在意，还说："想吃的东西不让吃，活着有什么意思。"

午餐时，李爷爷对于护理员小肖为其准备的减盐食物特别不满意，一边发牢骚一边往菜里倒酱油。小肖担心李爷爷的身体健康，劝说道："您别吃这么多酱油了，到时候身体垮了，受罪的是您自己。"

李爷爷听了非常生气，饭也不吃了，一个人回房间去了。

【情景二】清晨，小方正在为吴爷爷整理床铺，吴爷爷突然拉住了她："小方啊，你能帮我保管存折吗？我年纪大了，记性不好，怕把存折弄丢了。"

养老院明文规定，工作人员不能私自保管老年人的财物。于是小方对吴爷爷说："吴爷爷，根据养老院的规定，代保管财物需要经过严格审批，我不能私自帮您保管存折。"

吴爷爷有些不满地说："我这么相信你，只是让你帮我保管存折，你又不知道密码，这有什么不可以的？"

小方回答："吴爷爷，养老院这么规定也是为了保护您的权益。您可以把存折锁在抽屉里，这样就不会弄丢存折了。如果您需要用钱，可以告诉我，我陪您去银行取钱。"

吴爷爷听了小方的解释，说："好吧，我明白了。我需要取钱时再找你吧。"

思考：

（1）情景一中的小肖存在哪些沟通问题？应如何说服李爷爷控制盐的摄入量？

（2）情景二中的小方运用了哪种技巧拒绝吴爷爷？

一、说服

说服是指经由劝说、诱导，最后使他人改变观点、态度或行为的过程。养老服务人员在说服老年人时应尊重、理解老年人，态度不能过于强硬。

（一）说服的阶段

养老服务人员说服老年人的阶段一般分为使服从、使认同、使内化三个阶段。

1. 使服从

在这个阶段，老年人只是因为外部压力等因素接受养老服务人员的观点，仅仅在表面上转变了观点和态度，并没有完全理解和认同该观点。

2. 使认同

在这个阶段，养老服务人员应让老年人自愿接受自己的观点，认可说服的内容。养老服务人员可以通过举例子、讲道理等方式，使老年人逐渐认识到说服内容的合理性和价值。

3. 使内化

在这个阶段，养老服务人员应让老年人真正从内心深处相信并接受自己的观点，彻底地转变态度，自发地表现出符合说服内容的行为。

小贴士

说服的不同阶段反映了不同的说服效果。养老服务人员在说服老年人时，应让老年人从内心深处认同自己的观点。如果老年人只是简单地服从，虽然表面上达到了说服的目的，但说服效果一般不会持久。

（二）影响说服效果的因素

影响说服效果的因素主要包括养老服务人员、说服信息和老年人。

1. 养老服务人员

（1）养老服务人员的个人特质。具有自信、真诚、亲和力强、可信度高等个人特质的养老服务人员，容易获得老年人的信任，更容易说服老年人。例如，护理员小程为人诚恳，做事用心，具有丰富的专业知识和实践经验，每次说服老年人时都容易使老年人信服。此外，如果养老服务人员与老年人在某些方面（如教育背景、个人经历等）有相似之处，其观点更容易被老年人接受。

（2）养老服务人员的表达能力。具有良好表达能力的养老服务人员能够用富有感染力的语言清晰、准确地传达自己的观点，有效引导老年人的思考，激发老年人的情感共鸣，从而更容易获得老年人的认同。

2. 说服信息

（1）说服信息与老年人原有观点的差距。当说服信息与老年人原有观点较为接近时，说服的效果更佳；当说服信息与老年人原有观点存在较大差距时，说服的难度会相应增加。

（2）说服信息诱发的情景。研究显示，能引发恐惧情绪的信息非常有说服力，而且被说服者的恐惧程度越高，说服效果越好。例如，通过描绘患癌后的痛苦，引发老年人对癌症的恐惧情绪，能够有效说服老年人参加早期癌症筛查。需要注意的是，在设计说服信息时，需要把握好分寸，确保说服信息既能引起关注，又不会对老年人造成较大的心理压力。

（3）说服信息的形式。说服信息的形式（如口头信息、书面信息、视频信息等）能够影响说服效果。口头信息具有即时性、灵活性和互动性强的特点，能够直接传达养老服务人员的情感和态度。书面信息（见图 3-5）具有精准、详细和可长期保存的特点，方便老年人随时查阅和参考，适用于说服老年人选择新产品、新服务等情况。视频信息生动、形象，便于老年人直观地理解说服内容。

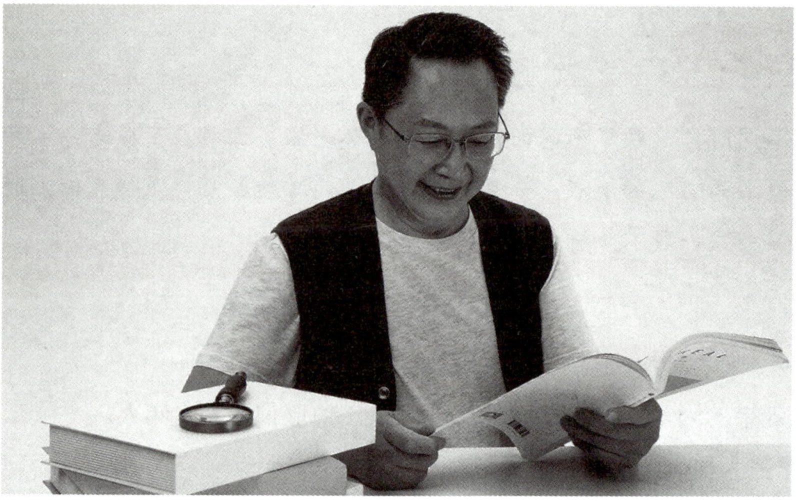

图 3-5　书面信息

知识拓展

如何选择说服信息的形式

在选择说服信息的形式时，养老服务人员需要综合考虑多种因素：

（1）老年人的年龄。随着年龄的增长，老年人的认知能力、注意力会下降。因此，对于高龄老年人，养老服务人员应尽量选择简单明了、易于理解的信息形式，如口头信息或简短的视频信息，避免使用过于复杂的信息形式。

（2）老年人的身体状况。针对听力障碍老年人，养老服务人员可以使用书面信息和视频信息去说服他们；针对视力障碍老年人，养老服务人员可以使用口头信息去说服他们。

（3）老年人的受教育程度。受教育程度较低的老年人可能更依赖于口头信息，养老服务人员不宜使用较复杂的书面信息去说服他们；对于受教育程度较高，且需要详细和准确信息的老年人，养老服务人员可以为其提供书面信息。

3．老年人

（1）老年人的个人特质。自尊心强、固执的老年人更难以接受与自己观点相悖的观点，很难被说服；性格温和、思想开明的老年人更愿意接受新的观点，更容易被说服。

（2）老年人的认知水平。老年人的认知水平会影响他们对说服信息的理解和接受程度。认知水平较高的老年人能对说服信息进行深入思考并做出理性判断。

（3）老年人的情绪状态。老年人心情愉快时，更可能持开放态度，更容易接受他人的观点；老年人心情不佳时，通常很难被说服。

（三）说服的技巧

1．从老年人的需求出发

说服时最好从老年人的需求出发。例如，指出这样做将给老年人带来什么好处，或给老年人的家庭、子女带来什么好处。一般来说，老年人比较关注自己的健康、安全状况和子女的发展状况等，养老服务人员想要说服他们接受某个观点或采取某种行动，可以考虑从这些方面入手。

需要注意的是，不同老年人的需求是不相同的。即使是同一位老年人，在不同情景下的需求也可能不同。因此，养老服务人员在说服老年人时，一定要善于分析老年人的实际需求。

2．多讲事例

具体的事例往往比抽象的道理更加生动，更具说服力。养老服务人员讲一些具体的事例，可以将老年人带入情景之中。这种身临其境的感觉有助于增强老年人的认同感，使其更容易接受说服信息。

例如，养老服务人员在劝说马爷爷戒酒时，提到社区内的一位老年人因饮酒过度罹患酒精性肝病，直观地展示过度饮酒的危害，马爷爷能够立刻联想到该老年人患病时的痛苦，更容易接受养老服务人员的劝说。

小贴士

讲事例时应选择与老年人年龄相仿的人或有相似遭遇的人的事例，这样更容易让老年人感同身受。

3．以情动人，以理服人

以情动人是指在说服老年人时要态度真诚，以真情打动老年人，取得老年人的信任和好感。以理服人是指在说服老年人时要有理有据。

4．循序渐进

说服的过程从某种角度上可视为老年人心理变化的过程。在这个过程中，养老服务人员需要逐步引导对方，运用一些技巧使老年人的态度从最初的抵触、怀疑逐渐转变为接受、认同。这个过程往往不是一蹴而就的，养老服务人员可能需要与老年人多次沟通才能达到预期的效果。

课堂互动

邹奶奶，75岁，有自理能力，但过度依赖护理员，希望护理员24小时陪护。护理员希望邹奶奶能够完成力所能及的日常活动，以维持生活自理能力。护理员该如何说服邹奶奶呢？

二、拒绝

养老服务人员应尽可能地满足老年人的合理要求，但对于一些不合理的要求，养老服务人员应拒绝。

（一）拒绝的技巧

1．说明拒绝的理由

养老服务人员应根据老年人的要求、自身的服务能力、可能存在的健康和安全风险等，明确说出拒绝的理由，不能以个人情感、喜好等为理由拒绝老年人的要求。

例如，李爷爷请护理员小夏替他买一些巧克力，但他患有糖尿病。小夏说："李爷爷，吃巧克力会让您的血糖升高。很抱歉，为了您的身体健康，我不能给您买巧克力。"

2．拒绝后提出建议

养老服务人员拒绝老年人的要求时，可以为老年人提供有针对性的建议。这样能让老年人感到被重视，有助于维护彼此的关系。

例如，徐奶奶希望养老服务人员小邱陪自己外出购物，小邱由于工作很忙，便说："徐奶奶，我很想陪您去，但实在抽不出时间。我帮您问问其他同事，看看他们有没有空陪您外出，或者让他们帮您把想要的东西买回来。"

3．转移话题

养老服务人员可以通过转移话题间接拒绝老年人的请求，以免使老年人尴尬。也就是说，养老服务人员对老年人的要求不说“好”，也不说“不好”，只是搁置此事，转而说其他事情。运用这种技巧需要养老服务人员有意识地控制话题的走向，让老年人自然而然地接受无法满足其要求的事实。

4．使用缓兵之计

缓兵之计是指使事态暂时缓和并同时积极设法应付的策略。养老服务人员可以暂时不拒绝老年人的要求，然后积极寻找解决办法，常见的用语包括“以后再说”“让我考虑一下”“明天答复您”。使用缓兵之计既能顾全老年人的面子，又能让养老服务人员有时间思考如何答复。

5．借用相关规定或他人的意思拒绝

养老服务人员可以借用相关规定或他人的意思拒绝老年人，以免与老年人产生直接冲突。常见的用语有“根据养老院的规定，为了您的安全，我无法答应您的要求，希望您能理解。”“我咨询过医生或营养师或专家，他们不建议这样做。”

（二）拒绝的注意事项

1．不要轻易拒绝

养老服务人员应尽可能地满足老年人的合理要求，不要轻易拒绝。但如果老年人的要求违反安全规定、影响健康或干扰他人生活，养老服务人员要说明理由，态度明确地拒绝。

2．拒绝要委婉

老年人内心敏感，在遭到拒绝后很容易出现负面情绪，所以养老服务人员在拒绝老年人的要求时要委婉，如使用“可以吗”“好吗”“您说呢”等征询式的反问。

3．禁止训斥、指责

拒绝老年人的要求时，养老服务人员应保持礼貌，不要训斥和指责老年人，以免伤害老年人的自尊心，或者给老年人留下刻薄、冷漠的印象。

拒绝也是一门大学问

例如，某日天气恶劣，赵爷爷向护理员小肖提出想去户外活动。如果小肖以训斥的方式回应赵爷爷，如“您真是爱添乱，天气这么差，出去生病了怎么办！”会让赵爷爷感到不被尊重。小肖可以这样拒绝赵爷爷：“今天天气不好，不适合外出。等天气好转了，我们再一起出去散步，可以吗？”

课堂互动

当老年人提出下列要求时，护理员是否应该拒绝？应如何拒绝？

（1）周爷爷提出居室的灯光亮度不合适，想要更换灯泡。

（2）段爷爷希望护理员能协助处理其子女的离婚纠纷。

（3）李奶奶大病初愈，身体虚弱，想要去游泳。

（4）杜奶奶让护理员倾听其抗癌的心路历程。

任务实施

说服和拒绝情景模拟

【任务背景】

案例一：吕奶奶，72 岁，患有高血压病。晚上十一点，养老院的大多数老年人都已安然入睡，唯独吕奶奶坐在床上玩手机，还时不时发出笑声。她几乎每天晚上都在熬夜，邻床的姚奶奶深受影响。养老服务人员小杨注意到，吕奶奶最近的脸色越来越差，黑眼圈也明显加深了。小杨决定找个机会和吕奶奶谈谈，希望她晚上能早点儿睡觉。

案例二：汪爷爷，81 岁，每天都在社区养老服务中心的食堂就餐。一天，汪爷爷不满地向养老服务人员小宋反映，他觉得这里的菜味道太淡了，希望厨师能多加些盐和辣椒。但菜的味道是根据大多数老年人的饮食习惯和健康需求确定的，不能因一个人的意见而改变，因此小宋拒绝了汪爷爷的要求。

【实施流程】

（1）学生自由分组，每组 4 人。

（2）根据任务背景，一名学生扮演吕奶奶，一名学生扮演汪爷爷，一名学生扮演小杨，一名学生扮演小宋，分别模拟小杨说服吕奶奶、小宋拒绝汪爷爷的情景。

（3）教师随机选择几组上台表演，并进行评价。

【实施记录】

根据任务实施情况填写表 3-3。

表 3-3　任务实施记录表

<table>
<tr><td>班级</td><td></td><td>组号</td><td></td><td>指导教师</td><td></td></tr>
<tr><td rowspan="5">小组成员</td><td>姓名</td><td>学号</td><td colspan="3">任务分工</td></tr>
<tr><td></td><td></td><td colspan="3"></td></tr>
<tr><td></td><td></td><td colspan="3"></td></tr>
<tr><td></td><td></td><td colspan="3"></td></tr>
<tr><td></td><td></td><td colspan="3"></td></tr>
<tr><td rowspan="2">沟通技巧运用</td><td>自我评价</td><td colspan="4"></td></tr>
<tr><td>组员评价</td><td colspan="4"></td></tr>
<tr><td>活动心得</td><td colspan="5"></td></tr>
</table>

学习成果自测

1. 填空题

（1）倾听的过程一般包括接收信息、选择性注意信息、理解信息、____________四个阶段。

（2）______________是最高层次的倾听。

（3）___________是赞美的基石。

（4）_______________原则是指在批评过程中，将焦点放在具体的事情上，针对事情本身提出意见和建议，不对个人的能力、品质进行批评。

2. 选择题

（1）护理员小郑正在听孙奶奶讲年轻时的故事，她时不时点头回应孙奶奶，但只有当孙奶奶讲到一些有趣的事时，小郑才会仔细地听。小郑的倾听行为属于（　　）。

A. 心不在焉地听

B. 专注地听

C. 选择性地听

D. 运用同理心听

（2）下列语句属于间接赞美的是（　　）。

A.“您看着越来越年轻了，精神头十足！”

B.“您真厉害。”

C.“您这么大年纪了，还能保持这样的身体状态，真是不容易。”

D.“怪不得大家都说您是我们养老院最热心的呢。”

（3）下列关于批评老年人的说法，不正确的是（　　）。

A. 批评是为了帮助对方弥补不足

B. 养老服务人员在批评老年人后，应马上提出具体的建议

C. 为了达到批评的效果，养老服务人员要直接批评老年人看重的方面

D. 采用暗示批评时可能会因为表达不够明确而导致对方误解或忽视问题

（4）下列关于说服老年人的说法，正确的是（　　）。

A. 说服时最好从养老服务人员的需求出发

B. 养老服务人员应让老年人真正从内心深处相信并接受自己的观点

C. 当说服信息与对方原有观点较为接近时，说服的效果更差

D. 老年人心情愉快时，很难被说服

（5）下列拒绝老年人的语句，恰当的是（　　）。

A.“您提的这个要求我无法满足，因为这不符合养老院的规定。”

B.“您的要求太不切实际了，我不能答应。”

C.“我很忙，没时间处理您的事情，您找别人吧。”

D.“您的想法太过时了，我无法按照您说的做。”

3. 简答题

（1）简述倾听的作用。

（2）简述赞美的原则。

（3）简述批评的原则。

（4）简述影响说服效果的因素。

学习成果评价

请进行学习成果评价，并将评价结果填入表 3-4 中。

表 3-4　学习成果评价表

<table>
<tr><td>班级</td><td></td><td>组号</td><td></td><td>日期</td><td></td></tr>
<tr><td>姓名</td><td></td><td>学号</td><td></td><td>指导教师</td><td></td></tr>
<tr><td>项目名称</td><td colspan="5">老年人服务中的语言沟通技巧</td></tr>
</table>

<table>
<tr><td>评价项目</td><td>评价内容</td><td>分值</td><td>自我评分</td><td>教师评分</td></tr>
<tr><td rowspan="6">理论知识
（40%）</td><td>倾听的定义、作用、过程和层次</td><td>6</td><td></td><td></td></tr>
<tr><td>有效倾听的技巧</td><td>6</td><td></td><td></td></tr>
<tr><td>赞美的原则、技巧和注意事项</td><td>7</td><td></td><td></td></tr>
<tr><td>批评的原则、技巧和注意事项</td><td>7</td><td></td><td></td></tr>
<tr><td>说服的阶段、影响说服效果的因素和说服的技巧</td><td>7</td><td></td><td></td></tr>
<tr><td>拒绝的技巧和注意事项</td><td>7</td><td></td><td></td></tr>
<tr><td rowspan="2">实践技能
（40%）</td><td>能够专心、耐心、细心地倾听老年人说话</td><td>20</td><td></td><td></td></tr>
<tr><td>学会赞美、批评、说服和拒绝技巧，能够有效与老年人沟通</td><td>20</td><td></td><td></td></tr>
<tr><td rowspan="4">综合素养
（20%）</td><td>积极参加学习活动，主动学习、思考、讨论</td><td>5</td><td></td><td></td></tr>
<tr><td>具备良好的沟通态度</td><td>5</td><td></td><td></td></tr>
<tr><td>培养认真负责、严谨务实的职业素养</td><td>5</td><td></td><td></td></tr>
<tr><td>培养尊老敬老、孝老爱亲、爱岗敬业的品质，增强服务意识</td><td>5</td><td></td><td></td></tr>
<tr><td colspan="2">合计</td><td>100</td><td></td><td></td></tr>
<tr><td colspan="2">总分（自我评分×40%+教师评分×60%）</td><td colspan="3"></td></tr>
<tr><td>自我评价</td><td colspan="4"></td></tr>
<tr><td>教师评价</td><td colspan="4"></td></tr>
</table>

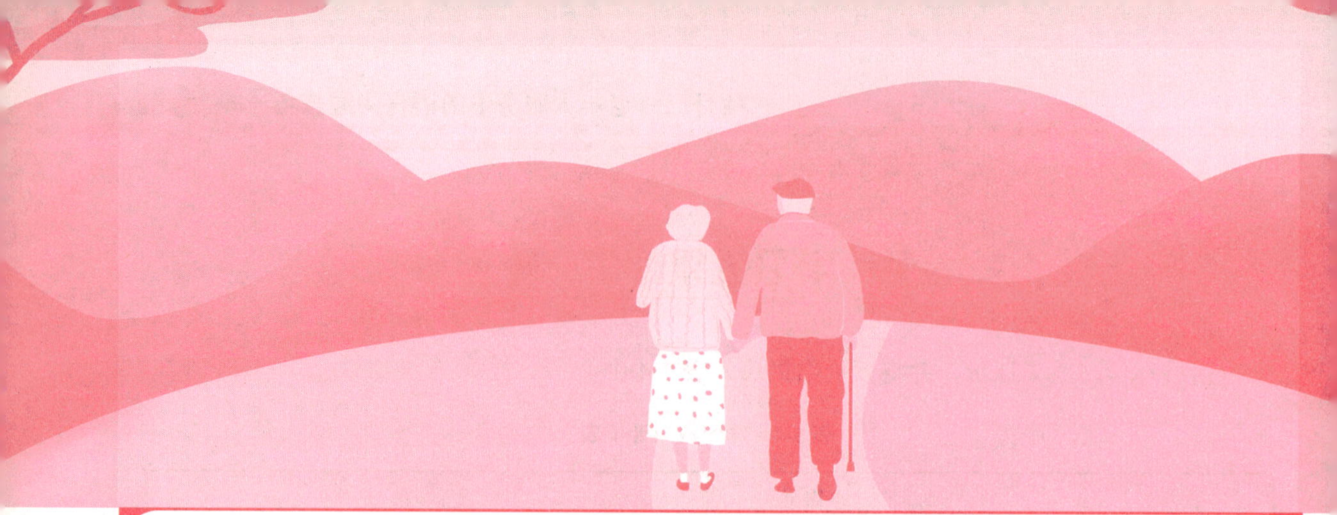

项目四
老年人服务中的非语言沟通技巧

项目引言

非语言沟通在老年人服务沟通中发挥着不可替代的作用。正确使用非语言沟通技巧，有助于养老服务人员向老年人传递信息、表达情感，与老年人建立友好关系，更好地满足老年人的需求。因此，养老服务人员应根据具体情况，灵活、正确使用面部表情、身体动作、身体姿势、语速、语调等。

知识目标

- 了解非语言沟通的特征和作用。
- 了解非语言沟通与语言沟通的区别。
- 掌握面部表情、身体动作、身体姿势和人际距离的相关知识。
- 掌握语速、语调、音量、节奏的相关知识。

素质目标

- 学会观察老年人的动作、表情，理解老年人的情绪，养成良好的沟通习惯。
- 在沟通中尊重和关怀老年人，树立良好的专业形象。

任务一　认识非语言沟通

任务导入

近日，杨奶奶因生病需要做手术，而杨奶奶的家属无法陪同，便由护理员小赵陪同杨奶奶去做手术。手术前，小赵敏锐地观察到，杨奶奶眼圈微红，双手一直揪着床单。

小赵知道，这次手术难度比较大，对于年迈的杨奶奶来说是一次巨大的挑战。想到这里，小赵握住杨奶奶的手，轻声说："杨奶奶，您放心，手术一定会很顺利的，您要相信医生。我也会一直陪在您身边照顾您。"杨奶奶随即向小赵诉说了自己内心的担忧。小赵一手握住杨奶奶的手，一手轻拍杨奶奶的肩头，轻声安抚她。渐渐地，杨奶奶身体放松下来，紧揪着床单的手也松开了。

思考：

（1）非语言沟通有什么作用？

（2）非语言沟通与语言沟通有什么区别？

一、非语言沟通的特征

（一）普遍性

非语言沟通是一种普遍存在的沟通方式。从婴儿时期开始，人们就通过面部表情、身体动作等来表达自己的需求和情感，这几乎是人类的本能。在日常生活与工作中，人们经常不自觉地进行非语言沟通。与语言沟通相比，非语言沟通所传递的信息普适性更强。

（二）差异性

不同地方的历史、文化和风俗习惯等有所不同，导致非语言沟通在表现形式上各具特色。例如，在一些欧洲国家，吻手、吻脸颊等动作可以表达对朋友的欢迎，而中国人更习惯以握手、拥抱等动作表达这种感情。

此外，年龄、职业和文化程度等个人因素也会影响非语言沟通。例如，有些年轻人喜欢在见面时相互碰拳以示友好，但如果以同样的方式对老年人表达友好就显得不合时宜。

（三）真实性

一般情况下，非语言沟通比语言沟通更能表露说话者的真实情绪。人的非语言行为通常是对外界刺激的直接反应，一般是无意识的行为，如害羞时脸色泛红。而在语言沟通中人们可以自主选择所用的词语。当语言沟通与非语言沟通所传递的信息不一致时，非语言沟通所传递的信息往往更真实。

（四）情景性

非语言沟通所传递的信息在不同的情景中有所不同。例如，拍桌子的动作，在某些情景中意味着拍案而起、怒不可遏；而在另外一些情景中意味着拍案叫绝，表示极度赞赏。因此，理解非语言行为所传递的信息时，必须考虑具体的情境。

课堂互动

讨论：笑容在不同的情景中有哪些不同的含义？请举例说明。

二、非语言沟通的作用

（一）强调

人们可以通过非语言沟通来强调语言沟通的内容。由于老年人认知能力下降，养老服务人员常常会用非语言沟通方式来强调某些重要信息，以引起老年人的注意。例如，护理员小赵通知李爷爷下午两点参加养老院举办的活动，有意地在“两点”一词上加重语气，并用手指比画数字“2”。

与失智老年人沟通的非语言技巧

（二）补充

非语言沟通可以用来补充语言信息，以充分表达人们的想法和感受。例如，当养老服务人员夸奖老年人时，露出灿烂的笑容或竖起大拇指（见图 4-1）会更具有感染力，会使老年人感受到更丰富的情绪。

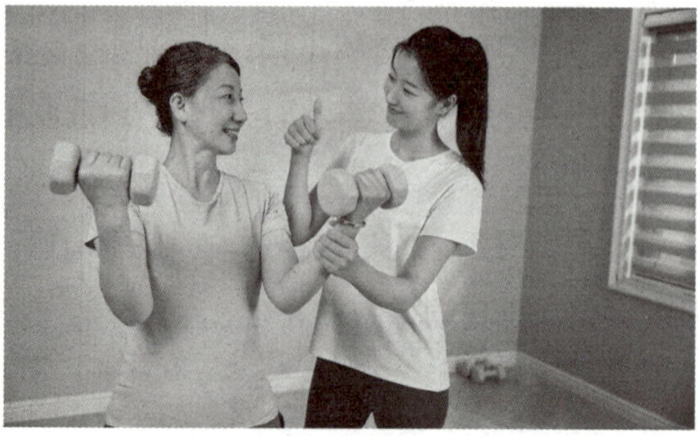

图 4-1　竖起大拇指

（三）替代

在特定情景下，非语言沟通可以替代语言沟通有效传递一些信息，起到“无声胜有声”的效果。例如，当他人问“怎么了”的时候，人们可能会直接说出自己的感受，也可能会用耸耸肩或者高兴地跳起来等动作来替代语言沟通。在老年人服务沟通中，非语言沟通常常在老年人存在语言沟通障碍的情况下发挥替代作用。

三、非语言沟通与语言沟通的区别

（1）传递信息的形式不同。非语言沟通主要通过面部表情、身体动作、语调等来传递信息，而语言沟通主要通过口头语言、书面语言等来传递信息。

（2）对信息的控制程度不同。非语言沟通往往是无意识的、习惯性的，信息发送者一般无法完全控制自己的面部表情、身体动作等；而进行语言沟通时，信息发送者往往可以自主地决定所用的语言、文字等。

（3）沟通效果不同。非语言沟通能够传递一些简单信息，且有助于传递情感、态度，在人际交往中起着重要作用。语言沟通能够传递具体、明确、复杂的信息，有助于人们进行深入交流和讨论。在日常沟通中，这两种沟通方式相互补充、相互影响。

课堂互动

回答下面的问题，并根据参考答案测一测你对于非语言沟通的了解程度。

（1）目光是传达一个人情绪状态的关键线索之一。（填“对”或“错”）（　　）

（2）大多数非语言沟通都是无意识行为的结果，因而也是个人心理活动的真实体现。（填“对”或“错”）（　　）

（3）在下面哪种情况下，说话者更可能注意到要使用非语言沟通方式？（　　）

A. 面向五个人演讲时　　B. 与一个人进行面谈时

（4）如果你想表示离开，你将做出什么样的动作？请写下来。

（5）下面哪些举动能使你给他人留下更好的印象？（　　）

A. 谈话中不停地使用手势　　B. 紧紧地盯着他人的眼睛

C. 隔两分钟微笑一次　　D. 上述所有动作

E. 不包括上述任何动作

参考答案及说明

任务实施

辩论赛：在表达情感时，非语言沟通是否比语言沟通更有效

【实施流程】

（1）全班学生分成正反两方，正方支持“非语言沟通在表达情感时更有效”，反方支持“语言沟通在表达情感时更有效”。每方选出 4 名代表参与辩论。

（2）正反双方按照顺序轮流阐述观点、举例论证。每名学生发言结束后，另一方可以进行提问和反驳，但需保持礼貌和尊重。教师根据辩论情况进行引导，确保辩论有序进行。

（3）辩论结束后，教师对辩论情况进行点评，指出辩论中的亮点和不足。

【实施记录】

根据任务实施情况填写表 4-1。

表 4-1　任务实施记录表

姓名		学号		指导教师	
正方论据					
反方论据					
活动心得					

任务二　正确使用动作表情语言

任务导入

小夏毕业后，入职某养老院。小夏满怀热情地投入工作中，在熟悉了养老院的规章制度和自己负责照料的老年人的资料后，小夏准备到这些老年人的房间看看，让他们熟悉自己。

小夏走到房间后，站在门口与老年人交谈，与他们隔着一小段距离。小夏站立时习惯双手交叉放在胸前，背倚靠着门框。在交谈过程中，小夏好奇地扫视老年人的房间，很少与老年人进行目光接触。和老年人谈完后，小夏发现他们好像都不怎么喜欢自己，聊几句后就不太愿意再聊下去了，小夏觉得很受挫，不明白自己做错了什么。

思考：

（1）小夏在沟通过程中出现了哪些问题？

（2）小夏应如何正确使用动作表情语言？

一、面部表情

（一）目光

目光是面部表情的核心。巧妙地运用目光，养老服务人员要做到以下三点。

1．注视角度正确

正确的注视角度主要有正视、平视、仰视三种。

（1）正视。正视是沟通时的一种基本礼貌，既可表达出养老服务人员内心坦荡、自信，又可表达出养老服务人员对老年人的尊重和关注。

（2）平视。平视显得礼貌和诚恳，能够营造平等、亲切的沟通氛围，让老年人更愿意敞开心扉，分享自己的需求和感受。

（3）仰视（见图 4-2）。仰视通常是在面对身高较高或坐在较高位置的老年人时采用，可表达养老服务人员对老年人的尊敬和信任。

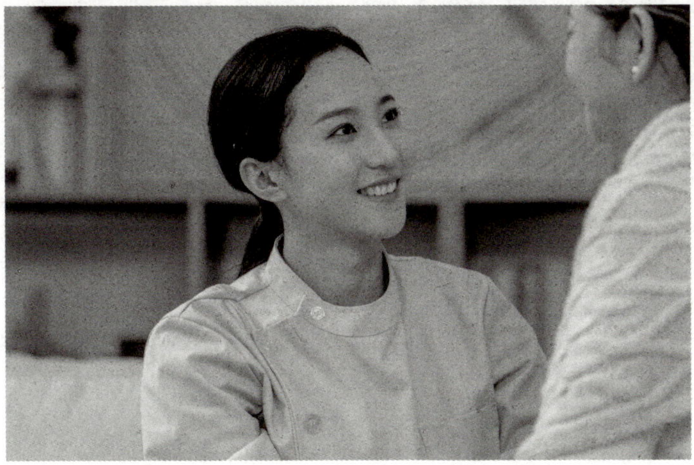

图 4-2 仰视

小贴士

在与老年人沟通时，切忌斜视、扫视和盯视等。一般来说，斜视意味着轻蔑，扫视意味着审视或者不在乎，盯视会使老年人产生心理压力。

2．注视部位恰当

养老服务人员可根据不同情况选择恰当的注视部位。

（1）注视面部。当问候老年人、听取老年人诉求、征求老年人意见或与老年人道别时，要注视老年人的双眼，视线最好落在以两眼所成直线为底边、额头中心为顶角所形成的正三角形区域内。当与老年人沟通时间较长时，可以注视老年人的面部，视线最好落在以两眼所成直线为底边、下巴为顶角所形成的倒三角形区域内。

（2）注视全身。当与老年人相距较远且双方都站立时，一般应注视其全身。

3．注视时间适宜

在与老年人沟通时，养老服务人员要正确把握注视的时间。一般情况下，注视老年人的时间宜占沟通时间的 30%～60%，以示友好和重视。若注视时间不到沟通时间的 30%，容易使老年人感觉被轻视；若注视时间超过沟通时间的 60%，则可能会使老年人觉得不自在。

课堂互动

请分析下列行为的错误之处，并说出正确的做法：

（1）养老服务人员小王为老年人办理入住业务时，一直看着电脑显示屏，递给老年人相关资料和物品时也没有看向老年人。

（2）养老服务人员小章与老年人交谈时，一直盯着老年人的面部，导致老年人以为自己仪容不整，下意识地摸自己的面部。

（3）养老服务人员小夏与老年人交谈时，一直侧对着老年人，其间瞟了老年人一眼。

（二）笑容

笑容（见图 4-3）是沟通中的润滑剂，可以有效地减少沟通障碍，缩短人际距离，为进行深入沟通营造良好的氛围。

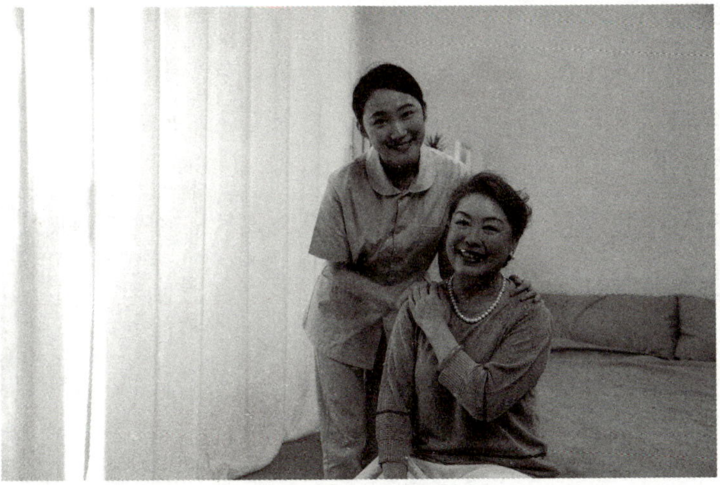

图 4-3　笑容

合乎礼仪的笑容主要有以下几种：

（1）含笑：不出声、不露齿，只是面带笑意，表示友善，可在向老年人打招呼时使用。

（2）微笑：嘴角略微上翘，唇部略呈弧形，牙齿半露，面带笑意，可在对老年人表示肯定、感谢时使用。

（3）轻笑：嘴巴微微张开，嘴角上扬，上齿显露，笑意明显，但不发出声音，可在与老年人交谈时使用。

需要注意的是，笑容一定要发自内心，切忌强颜欢笑，更不能假笑、冷笑、怪笑、傻笑、媚笑。

知识拓展

练习微笑的方法

1．对镜练习法

站在镜子前，放松面部肌肉并上提嘴角，通过镜子观察自己的微笑是否自然，并调整嘴角上扬的程度。

2．咬筷练习法

将一根筷子横放在上下牙齿之间并轻轻咬住。咬筷子时微笑，体会微笑时的嘴角形状变化和面部肌肉运动。注意避免过度用力咬筷子，以免牙齿不适。

3．情绪记忆法

回忆那些令自己感到快乐、兴奋、自豪等的场景，然后自然而然地微笑。

4. 贴纸练习法

在纸上画一个笑脸。将“笑脸贴纸”贴在床头、书桌等经常能看到的地方。每次经过贴纸时都提醒自己微笑。通过不断练习，微笑会变得更加自然。

5. 合作练习法

与朋友或家人一起微笑，观察彼此的笑容是否自然。通过互相反馈和指导，可以更快地掌握微笑的技巧。

二、身体动作

（一）头部动作

在日常生活中，头部动作是人们使用较频繁的身体动作。不同头部动作所表示的含义有所不同。

（1）点头。点头既可以表示赞成、肯定、理解，也可以表示问候，还可以表示事先约定好的特定意义。养老服务人员在倾听老年人讲述故事或提出意见时，适时点头可以表达其对老年人的理解或赞同。

（2）摇头。摇头一般表示拒绝、否定，在特定条件下，轻微摇头也可以表示沉思。养老服务人员使用摇头动作拒绝老年人时，应用温和的话语解释拒绝的原因，以免老年人心生不悦。

（3）抬头。抬头既可以表示充满自信、心情愉悦，又可以表示目中无人、态度高傲等。在解答老年人的问题时，养老服务人员稍稍抬头可以表示自己在认真思考，但不宜长时间抬头，以免显得趾高气扬。

（4）低头。低头可以表示谦逊、顺从、害羞、委屈、情绪低落等。养老服务人员在向老年人请教时，可以微微低头。

小贴士

养老服务人员使用头部动作时应把握时机、力度和幅度，以使老年人准确理解动作的含义。头部动作宜与语言沟通和其他动作、表情等配合使用。

（二）肩部动作

由于肩部接近他人的视平线，因此肩部动作十分容易引起他人注意。肩部舒展表示沟通者感到放松和自在，肩部紧绷则可能暗示沟通者紧张、焦虑。

在倾听老年人说话时，养老服务人员可以将肩部微微前倾，表明自己愿意深入了解老年人的需求和感受，增强彼此之间的亲近感。在为老年人提供服务或解答问题时，养老服务人员可以挺直肩部，展现出自信和专业性。

（三）手部动作

老年人服务沟通中常用的手部动作主要包括手势和触摸。

1．手势

手势在老年人服务沟通中使用频率较高，主要可分为以下几种类型。

（1）情意手势：用于表达感情，使抽象的感情具体化、形象化，如拍手表示欢迎、搓手表示紧张。

（2）指示手势：用于指明要求或指明口语中所说的具体对象，如表示“你”“我”“前”“后”“上”“下”的手势。

（3）象形手势：用于指明物体的形状、体积、高度等，如养老服务人员用手势向老年人比画某物品的大小，如图 4-4 所示。

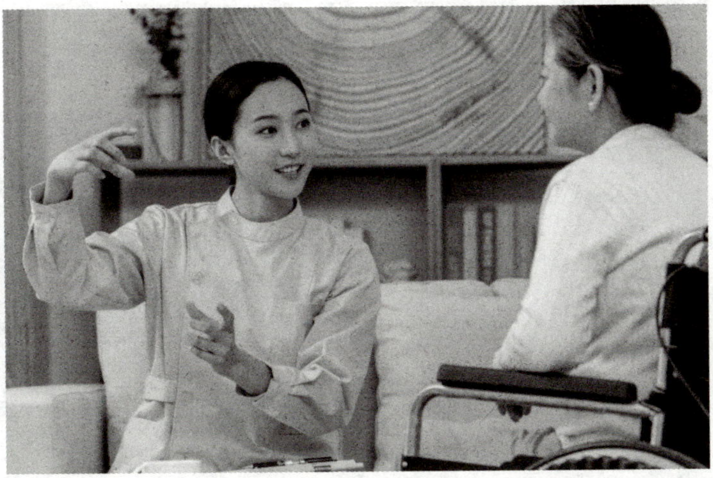

图 4-4 用手势向老年人比画某物品的大小

（4）象征手势：用于表示某些抽象的概念，包括“OK”手势、“V”形手势等，如图 4-5 所示。“OK”手势通常表示赞同、正确。“V”形手势通常表示成功、胜利，也是拍照时常用的手势。

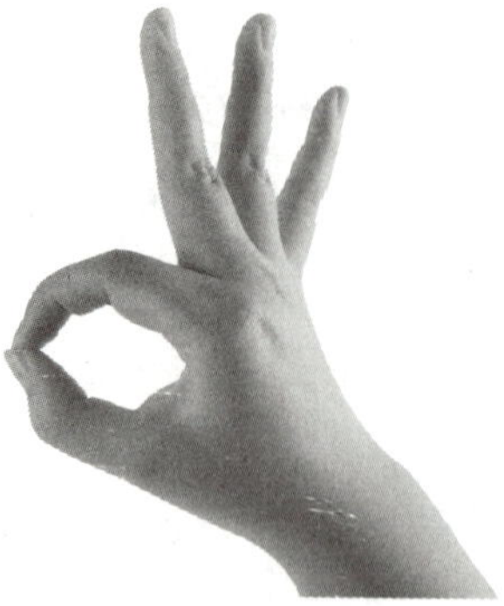

“OK”手势

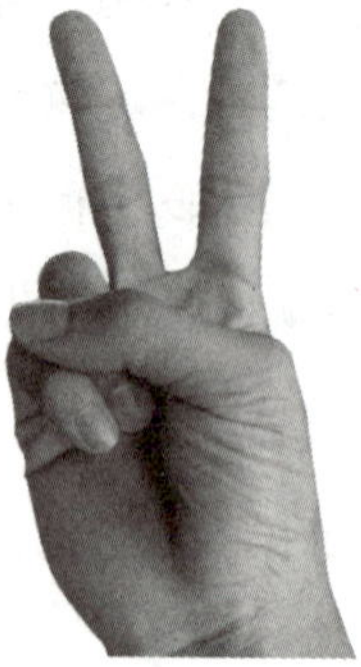

“V”形手势

图 4-5　象征手势

2．触摸

触摸包括抚摸、搀扶、握手、拥抱、轻拍等形式。养老服务人员适当触摸老年人，可以表达对老年人的关心、理解、体贴、安慰等，有助于缩短自己和老年人之间的距离，缓解老年人的消极情绪。

在与老年人见面或告别时，养老服务人员可以主动与他们握手。当老年人感到沮丧、伤心时，养老服务人员可以拥抱老年人，还可以轻抚老年人的肩部（见图 4-6），以表示关心和安慰。

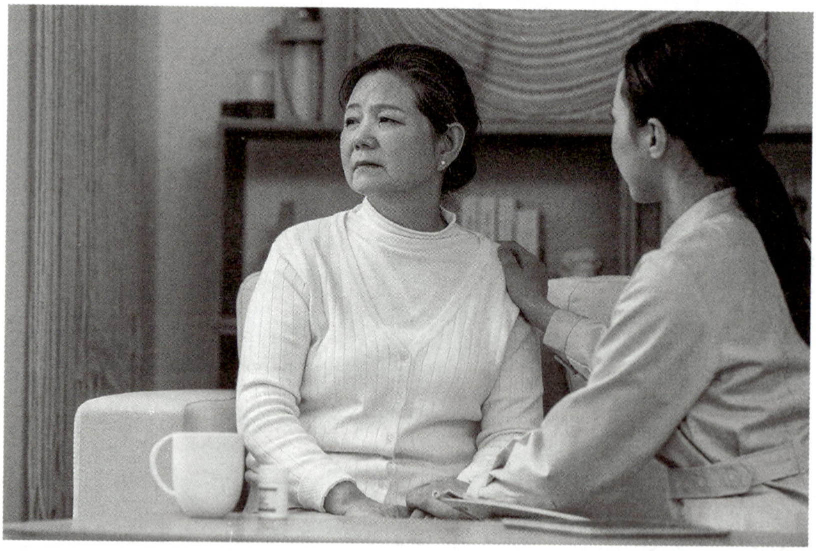

图 4-6　轻抚老年人的肩部

需要注意的是，每位老年人对触摸的理解和适应程度是有差异的。审慎地、有选择地使用触摸对促进沟通有积极作用，反之则会产生消极作用。

同步案例

紧紧握着张爷爷的手

凌晨，养老院里的张爷爷突然血压升高、呼吸困难、头晕目眩。考虑到张爷爷之前有脑出血病史，护理员小胡立即拨打了急救电话。由于事情发生在凌晨，张爷爷的家属迟迟未能赶来，小胡便坐上救护车送张爷爷去医院。在救护车上，她拉着张爷爷的手，不停地和张爷爷说话。

“张爷爷，您能听见我说话吗？”小胡抚摸着张爷爷冰凉的手，感到特别紧张，害怕张爷爷挺不过去。张爷爷被抬下救护车时，突然拉着她的手问：“小胡，我还能回去吗？”在那一刻，小胡感受到了张爷爷对自己的信任和依赖。她紧紧握着张爷爷的手，安慰道：“张爷爷，等您看完病，咱们一起回去。”

三、身体姿势

身体姿势在一定程度上可以反映一个人的社会角色、文化修养和心理状态等。养老服务人员在与老年人沟通时，合理使用身体姿势，有利于促进老年人理解沟通内容。基本的身体姿势有站姿、坐姿和行姿。

规范的身体姿势

（一）站姿

良好的站姿能展现养老服务人员的专业性，给人以精力充沛、积极进取、充满自信的感觉。在正式沟通中，养老服务人员要保持良好的站姿，以展示积极向上的精神面貌，增强沟通效果。

1. 站姿的基本动作要领

站姿的基本动作要领是头正、肩平、躯挺、臂垂、腿并，如图 4-7 所示。

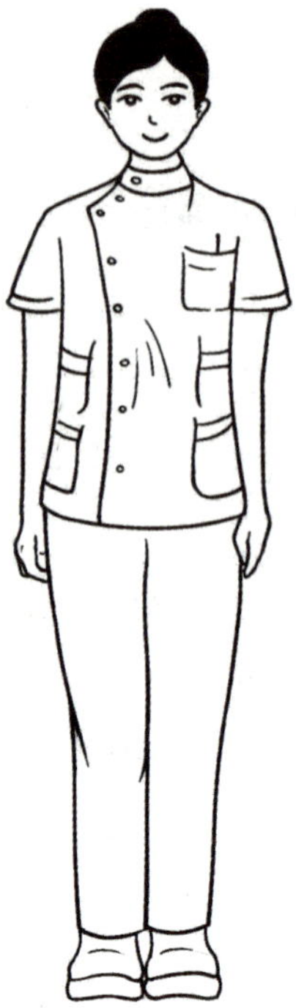

图 4-7　站姿

（1）头正：双目平视，嘴唇微闭，下颌微收，面部表情自然。

（2）肩平：双肩放平，稍向下沉，略微放松。

（3）躯挺：胸部挺起，腹部内收，腰部立直，臀部向上并向内收紧。

（4）臂垂：双臂放松，自然垂于体侧，手指自然弯曲。

（5）腿并：双腿并拢直立，双膝贴紧，双脚脚跟靠紧，脚尖向前。

2．不规范站姿

在与老年人沟通时，养老服务人员应避免出现以下不规范站姿：

（1）身体歪斜，两肩一高一低。

（2）弯腰驼背或过度挺胸。

（3）双手插入口袋中，双手交叉抱于脑后，双手或单手叉腰。

（4）扭动身体、乱晃双臂，或将双臂交叉抱于胸前。

（5）双腿交叉、弯腿顶胯，或双脚呈“内八字”站立。

（6）倚物（如桌子、椅子等）而立或不停地抖腿。

（7）双脚间距过大。

（二）坐姿

坐姿是指入座、在座、离座时的姿势。在沟通过程中，良好的坐姿可以给人以端庄、大方、自然、稳重的感觉，让对方更愿意与自己沟通。

1．坐姿的基本要求

（1）入座时，要轻、要稳。首先走到座位前面，然后转身并平稳地坐下，切忌动作幅度过大或用力过猛。如果女性养老服务人员穿裙装，入座前，还要用双手在背后从上往下将裙子轻拢一下，以保持裙子平整、不起皱，同时防止走光。

（2）在座时（见图 4-8），应做到以下几点：① 上身挺直。头部端正，双目平视，嘴唇微闭，双肩放平，腰部挺直。② 四肢摆好。双臂自然弯曲，双手放于腿上。男性养老服务人员可双膝微开，双腿自然弯曲，双脚平落地面；女性养老服务人员应双膝并拢，双腿正放或侧放。③ 不坐满椅面。宜坐椅面的 1/2～2/3。④ 侧坐交谈。与邻座交谈时，可以侧坐，同时将上身与腿转向同侧。

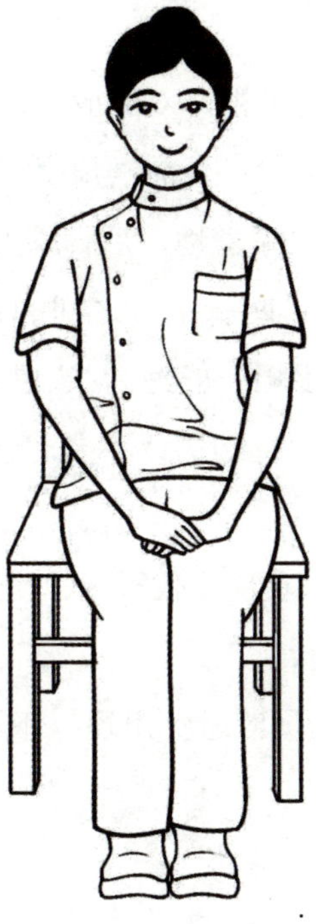

图 4-8　在座时的坐姿

（3）离座时，右脚后退半步，找到支撑点后起立。起立时应保持上身平稳、端正，切勿弯腰或左右摇摆。

2．不规范坐姿

在与老年人沟通时，养老服务人员应避免出现以下不规范坐姿：

（1）上身未挺直，含胸驼背。

（2）双臂交叉抱于胸前，双手环抱膝盖或夹在双腿间。

（3）双腿分得过开或大腿并拢而小腿分开。

（4）跷二郎腿或将小腿放在大腿上，或者双腿不停地抖动。

（5）一腿弯曲、一腿伸直或双腿伸直。

课堂互动

你的坐姿是否符合养老服务人员坐姿的基本要求？如果不符合，有哪些地方可以改进？

（三）行姿

在与老年人沟通的过程中，良好的行姿能展现出养老服务人员朝气蓬勃、积极向上的精神状态。

1．行姿的基本要求

（1）步态端正。昂首挺胸，双目平视，双肩放平，收腹提臀，身体重心稍向前倾，双臂自然地前后摆动（摆动角度为30°～40°），且前摆角度大于后摆角度。掌心向内，手指自然弯曲，前脚脚尖朝向正前方，脚跟先于脚掌着地，后脚脚尖用力，以推动身体不断前行。

（2）步幅适中。步幅是指行走时两脚中心之间的距离。男性养老服务人员的步幅一般约为 80 厘米，女性养老服务人员的步幅一般约为 75 厘米。

（3）步速均匀。行走的速度应保持均匀，不要忽快忽慢。正常情况下，每分钟走 60～100 步。

（4）风格有别。男性养老服务人员应步伐矫健、稳重，女性养老服务人员应步伐轻盈。

2．不规范行姿

在与老年人沟通时，养老服务人员应避免出现以下不规范行姿：

（1）行走时弯腰驼背。

（2）行走过快或过慢。

（3）多人行走时勾肩搭背。

（4）行走时晃肩、扭臀。

（5）行走时踮脚或脚掌拖地。

四、人际距离

人际距离是指人与人之间在交往过程中保持的距离，体现了沟通双方的亲疏关系。不同的人际距离可以传递不同的信息。人际距离可分为以下四类：

（1）亲密距离：0～0.46 米，在这个距离内沟通的人一般是亲属、密友，养老服务人员为老年人喂饭（见图 4-9）、更衣时的距离通常为亲密距离。

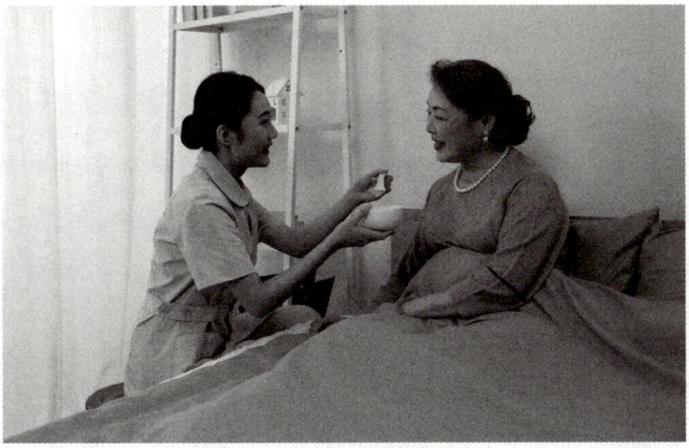

图 4-9　为老年人喂饭

（2）个人距离：0.46～1.22 米，此距离是朋友、邻居之间沟通的距离，养老服务人员与老年人聊天时的距离通常为个人距离。

（3）社交距离：1.22～3.66 米，在较为正式的社交活动中，沟通双方会保持社交距离，如养老服务人员接待初次来养老机构咨询的老年人时双方的距离。

（4）公共距离：3.66 米以上，是演讲者与听众之间的距离。

同步案例

动作表情语言影响沟通效果

小何是某社区的养老服务人员，平日主要负责组织老年人活动。由于工作调整，近期他的工作任务是进行社区内老年人探访。

某日，小何到独居老年人赵爷爷家中探访。由于通风不畅，赵爷爷家中有一股异味，小何进门时不自觉地捂住了鼻子。入座后，小何看到赵爷爷不悦的表情，这才把手放下，尴尬地笑了笑，说："抱歉，赵爷爷，我不是故意的。"

小何平时有抖腿的坏习惯，由于他第一次进行这项工作，心里比较紧张，就不自觉地抖起腿来，赵爷爷看到后便皱起了眉。在沟通过程中，小何感觉赵爷爷对他心存戒备，不愿意回答自己提出的问题，刚开门迎客时的热情荡然无存。交谈没多久，赵爷爷就说自己身体不适需要休息，让小何结束探访。事后，小何才意识到自己捂鼻子和抖腿的动作引起了赵爷爷的反感，导致探访工作无法顺利进行。

任务实施

动作表情语言情景模拟

【任务背景】

某天，养老服务人员小吴上门探访黄爷爷，先询问了黄爷爷近期的生活状况和身体状况，然后向黄爷爷提供了关于老年人健康饮食和锻炼的宣传资料并详细讲解，最后叮嘱黄爷爷要保重身体，注意饮食均衡，加强锻炼。

【实施流程】

（1）学生自由分组，每组 2 人。

（2）根据任务背景，一名学生扮演黄爷爷，另一名学生扮演小吴，模拟小吴与黄爷爷沟通的情景。在模拟过程中注意正确使用动作表情语言。

（3）教师随机选择几组上台表演，并进行评价。

【实施记录】

根据任务实施情况填写表 4-2。

表 4-2　任务实施记录表

<table>
<tr><td>班级</td><td></td><td>组号</td><td></td><td>指导教师</td><td></td></tr>
<tr><td rowspan="3">小组成员</td><td>姓名</td><td>学号</td><td colspan="3">任务分工</td></tr>
<tr><td></td><td></td><td colspan="3"></td></tr>
<tr><td></td><td></td><td colspan="3"></td></tr>
<tr><td rowspan="2">动作表情语言运用</td><td>自我评价</td><td colspan="4"></td></tr>
<tr><td>组员评价</td><td colspan="4"></td></tr>
<tr><td>活动心得</td><td colspan="5"></td></tr>
</table>

任务三　正确使用辅助语言

任务导入

小李和小刘是同一年入职养老院的两名年轻护理员。小李性格温和，说话温柔，语速适中，深受老年人喜爱。而小刘性格较为急躁，说话语速快，音量高，在与老年人沟通时常常被误解。

午餐时，王爷爷手一直在抖，无法自己吃饭。小李见状，轻声说："王爷爷，您别着急，我来喂您吃吧。"她接过碗，耐心地一勺一勺喂给王爷爷吃。在喂食过程中，她还不时询问王爷爷菜是否合胃口。王爷爷对小李的服务赞不绝口。

赵奶奶因为牙齿脱落，吃饭速度很慢。小刘看到后想帮助赵奶奶吃饭，便大声地说："赵奶奶，我来喂您吃吧。"说着便拿起碗开始喂饭。然而，由于她语速较快，动作也有些急躁。赵奶奶误解了小刘的意思，以为小刘是在嫌弃自己吃饭慢，便有些生气地说："不用你帮忙，我自己会吃。"

思考：

（1）小李为什么会深受老年人喜爱？小刘存在哪些沟通问题？

（2）养老服务人员应如何正确使用辅助语言？

辅助语言是指说话过程中的语速、语调、音量、节奏等要素。说同一个词语或同一句话时使用不同的辅助语言，可以表达不同的意思和情感。

一、语速

语速即说话的快慢，可以反映一个人的情绪和态度。语速快会让老年人觉得养老服务人员比较兴奋；但是语速过快，会使老年人接收到的信息过于集中，难以及时理解沟通内容。语速慢会让老年人觉得养老服务人员真诚、郑重，也便于老年人理解沟通内容；但语速过慢，会让老年人觉得养老服务人员懒散、冷漠，引起老年人的烦躁情绪。

一般情况下，养老服务人员在与老年人说话时应适当放慢语速。但是，在以下情况中，养老服务人员可以适当加快语速：① 情况紧急时，需要在较短的时间内表达意思；② 情绪激动时，加快语速可以更好地表现兴奋的情绪；③ 为了加强语势，引起老年人注意，可适当加快语速；④ 说老年人喜欢听的内容时，可适当加快语速，以表示和老年人一样高兴、激动。

二、语调

语调是指声音的高低、快慢和轻重变化。语调具有强调重点内容、引起注意、传递情感等作用。在口头沟通中，养老服务人员巧妙运用语调，可以增添语言的魅力，达到良好的沟通效果。语调一般分为升调、降调、平调和曲折调四种。

（一）升调

升调即语调由低到高，表示疑问、惊异、欢欣、愤慨、呼唤、祝福等。例如：

“您会游泳吗？”（疑问）

“张奶奶，请回来拿您的包！”（呼唤）

升调、降调、平调和曲折调示范

（二）降调

降调即语调由高到低，表示赞美、感叹、祈使、陈述等。例如：

“您真厉害。”（赞美）

“请坐。”（祈使）

（三）平调

平调即语调没有高低变换，表示庄重、踌躇、冷淡等。例如：

“养老院对此有严格的规定。”（庄重）

“我是今天去看望李奶奶还是明天去……”（踌躇）

（四）曲折调

曲折调即语调拖长，有升有降，表示复杂的感情，包括讽刺、反语等。养老服务人员应慎用曲折调。例如：

“真沉得住气啊！”（讽刺）

“这间书房真‘大’呀！”（反语）

课堂互动

请以恰当的语速、语调读出下列几句话，并配以适当的手势：

（1）“走路时要小心，我扶着您慢慢走。”

（2）“关于这个问题，我要向您详细说明三点。”

（3）“请大家安静！”

（4）“这么一讲，大家不就完全明白了吗？”

三、音量

音量即声音的大小。在沟通过程中，养老服务人员应做到音量适中，以使老年人既可以听清楚，又感到舒适、悦耳为宜。如果说话的声音大，从积极方面看，会让人感觉养老服务人员自信、热情；从消极方面看，会让老年人觉得养老服务人员粗鲁、态度生硬。如果说话的声音小，从积极方面看，会让老年人觉得养老服务人员温柔；从消极方面看，会显得养老服务人员有气无力，使老年人听得费劲，感觉被怠慢。

在沟通中，音量的大小应因人而异、因时而异。养老服务人员应注意适时调整说话的音量，与听力不佳的老年人交谈或在嘈杂之处与老年人交谈时应适当提高音量。

知识拓展

跟耳背老人讲话不要“喊”

生活中，很多人在跟耳背老年人说话时，担心他们听不清，便尽量提高音量，甚至大声“喊”。其实，要让耳背老年人听清，应在说话时放慢语速，稍稍提高音量，并让老年人看清自己的嘴型。

由于听觉神经萎缩，老年人对低音和高音的接受范围都变小，常常会出现“小声听不清，大声嫌人吵”的现象。音量太小时，老年人听不清；音量太大时，老年人会感觉外界声音异常增大，也容易听不清。

此外，适当、持续的沟通可以减缓老年人听力下降的速度。如果因为老年人听力下降，而不与其交流，反而会进一步加快老年人听觉神经萎缩的速度。

四、节奏

养老服务人员说话时要节奏鲜明，做到该快则快、该慢则慢、有轻有重，让老年人在沟通过程中感到舒心。控制好说话节奏对于促进有效沟通至关重要，其影响如下：

（1）说话节奏会影响老年人理解信息。缓慢而清晰地说话，有助于老年人理解说话的内容，而适当的停顿和强调可以突出所说内容的重点，促进老年人理解。

（2）说话节奏会影响情感的表达。慢节奏的话语可以展现出养老服务人员沉稳、自信的形象，而快节奏的话语则可以表现出养老服务人员热情、激动的情感。

（3）说话节奏会影响语言的流畅性。适当的停顿可以增强说话的节奏感，避免出现过多的“嗯”“啊”等语气词，使表达更加自然、流畅。

知识拓展

停顿的类型

1. 换气停顿

正常情况下，普通人的呼吸大约3～5秒一次，由于换气的需要，在说话过程中必然要停顿，这种停顿即换气停顿。特别是在说一些长句时，一口气无法说完，必须酌情进行换气停顿。

换气停顿要恰当，必须考虑说话内容和情感表达的需要，以免影响对方对说话内容和情感的理解。例如，在说“他望着我笑了起来”时，若在“我”后面停顿，则是指“他”笑了起来；若在“望着”后面停顿，则是指“我”笑了起来。

2. 语法停顿

语法停顿是根据句子的语法结构所做的停顿。凡有标点符号的地方，都应有适当的停顿，停顿时间按照句号、分号、逗号、顿号的顺序从长到短，至于省略号、破折号、感叹号、问号等，要根据其使用的地方和表情达意的具体情况来确定停顿时间的长短。

3. 逻辑停顿

逻辑停顿是指为了表达某种情感，强调某一观点，突出某一事物，在句中没有标点符号的地方做适当的停顿。

虽然逻辑停顿随着所表达、强调和突出的内容不同而有所不同，但是它仍然受语法停顿的制约，一般在主语和谓语之间、谓语和宾语之间等做逻辑停顿。

4. 心理停顿

心理停顿又称感情停顿，没有固定的模式，可以在句子的任何地方停顿。前三种停顿的停顿时间都较短，通常为几秒钟；而心理停顿的停顿时间可短可长，短则几秒，长则几十秒，甚至几分钟，由说话者根据所表达的内容或情感的需要自行控制。心理停顿运用得好，可以产生很好的沟通效果。

任务实施

辅助语言情景模拟

【任务背景】

某养老院里，护理员小杨发现章爷爷准备私自外出。小杨将章爷爷带回房间，并耐心地询问章爷爷外出的原因。了解到章爷爷是因为想回家看看孙子才私自外出后，小杨先向章爷爷说明了私自外出可能发生的危险，然后告诉章爷爷可以联系家属来接自己回家或者让养老院的工作人员陪同回家，以确保安全。

【实施流程】

（1）学生自由分组，每组 2 人。

（2）根据任务背景，一名学生扮演章爷爷，另一名学生扮演小杨，模拟小杨与章爷爷沟通的情景。在模拟过程中注意正确使用辅助语言。

（3）教师随机选择几组上台表演，并进行评价。

【实施记录】

根据任务实施情况填写表 4-3。

表 4-3　任务实施记录表

<table>
<tr><td>班级</td><td></td><td>组号</td><td></td><td>指导教师</td><td></td></tr>
<tr><td rowspan="3">小组成员</td><td>姓名</td><td>学号</td><td colspan="3">任务分工</td></tr>
<tr><td></td><td></td><td colspan="3"></td></tr>
<tr><td></td><td></td><td colspan="3"></td></tr>
<tr><td rowspan="2">辅助语言运用</td><td>自我评价</td><td colspan="4"></td></tr>
<tr><td>组员评价</td><td colspan="4"></td></tr>
<tr><td>活动心得</td><td colspan="5"></td></tr>
</table>

学习成果自测

1. 填空题

（1）当语言沟通与非语言沟通所传递的信息不一致时，____________所传递的信息往往更真实。

（2）__________是面部表情的核心。

（3）老年人服务沟通中常用的手部动作主要包括手势和____________。

（4）辅助语言是指说话过程中的语速、____________、音量、节奏等要素。

2. 选择题

（1）非语言沟通的普遍性体现在（　　）。

A. 不同地方的历史、文化和风俗习惯等有所不同，导致非语言沟通在表现形式上各具特色

B. 人的非语言行为通常是对外界刺激的直接反应，一般是无意识的行为

C. 从婴儿时期开始，人们就通过面部表情、身体动作等来表达自己的需求和情感，这几乎是人类的本能

D. 非语言沟通所传递的信息在不同的情景中有所不同

（2）当问候老年人、听取老年人诉求、征求老年人意见或与老年人道别时，要注视老年人的（　　）。

A. 嘴　　B. 双眼　　C. 全身　　D. 肩膀

（3）“OK”手势和“V”形手势属于（　　）。

A. 情意手势　　B. 指示手势　　C. 象形手势　　D. 象征手势

（4）下列关于动作表情语言的说法，不正确的是（　　）。

A. 基本的身体姿势有站姿、坐姿和行姿

B. 一般情况下，养老服务人员注视老年人的时间宜占沟通时间的80%以上

C. 个人距离为0.46～1.22米，此距离是朋友、邻居之间沟通的距离，养老服务人员与老年人聊天时的距离通常为个人距离

D. 笑容一定要发自内心，切忌强颜欢笑

（5）下列关于辅助语言的说法，正确的是（　　）。

A. 养老服务人员与老年人沟通时，音量的大小应因人而异、因时而异

B. 养老服务人员与老年人沟通时，语速越慢越好

C. 语调具有强调重点内容、引起注意、传递情感等作用

D. 快节奏的话语可以展现出养老服务人员沉稳、自信的形象

3. 简答题

（1）简述非语言沟通的作用。

（2）简述非语言沟通与语言沟通的区别。

（3）养老服务人员在与老年人沟通时，如何正确运用目光？

（4）养老服务人员在与老年人沟通时，如何正确运用语速？

学习成果评价

请进行学习成果评价，并将评价结果填入表 4-4 中。

表 4-4　学习成果评价表

班级		组号		日期	
姓名		学号		指导教师	
项目名称	老年人服务中的非语言沟通技巧				
评价项目	评价内容	分值	自我评分	教师评分	
理论知识（40%）	非语言沟通的特征和作用	10			
	非语言沟通与语言沟通的区别	5			
	面部表情、身体动作、身体姿势和人际距离的相关知识	15			
	语速、语调、音量、节奏的相关知识	10			
实践技能（40%）	与老年人沟通时，能够正确使用动作表情语言	20			
	与老年人沟通时，能够正确使用辅助语言	20			
综合素养（20%）	积极参加学习活动，主动学习、思考、讨论	5			
	具备良好的沟通态度	5			
	培养认真负责、严谨务实的职业素养	5			
	培养尊老敬老、孝老爱亲、爱岗敬业的品质，增强服务意识	5			
合计		100			
总分（自我评分×40%+教师评分×60%）					
自我评价					
教师评价					

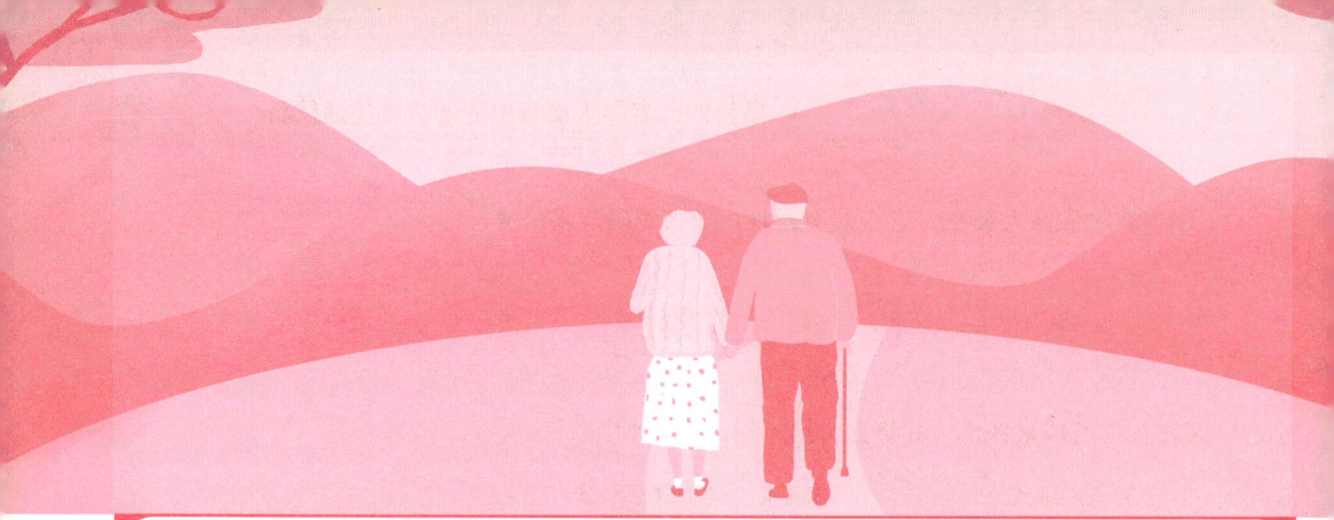

项目五
与特殊老年人沟通的技巧

项目引言

在与视力障碍老年人、听力障碍老年人、认知障碍老年人、心理障碍老年人、临终老年人等特殊老年人沟通时，养老服务人员会面临许多困难和挑战。为了实现有效沟通，提高服务质量，养老服务人员应掌握并灵活运用与这些特殊老年人沟通的技巧。

知识目标

☞ 掌握与视力障碍老年人沟通的相关内容。

☞ 掌握与听力障碍老年人沟通的相关内容。

☞ 掌握与认知障碍老年人沟通的相关内容。

☞ 掌握与心理障碍老年人沟通的相关内容。

☞ 掌握与临终老年人沟通的相关内容。

素质目标

☞ 深入理解特殊老年人的需求，培养职业道德和高度的责任心。

☞ 树立珍惜生命、尊重生命的意识，增强人文精神。

任务一　与视力障碍老年人沟通

任务导入

林爷爷，77岁，平常喜欢读书、看报。近年来，林爷爷视力严重下降，视物模糊，无法看清书本、报纸上的字。林爷爷的子女工作繁忙，无暇照顾林爷爷，便把林爷爷送到某养老院。入住养老院后，林爷爷因为不熟悉周围的环境，经常找不到房间里的东西，晚上起来上厕所时也容易出现磕碰的情况。

生活上的种种困难让林爷爷感到无助、懊恼，也让林爷爷变得越来越沉默。林爷爷常常一整天都坐在房间里听收音机，从不主动与护理员或其他老年人交流。护理员小刘邀请林爷爷参加养老院的活动，林爷爷却说自己看不清路，不愿意走出房间。

思考：

（1）小刘应如何与林爷爷沟通？

（2）小刘应如何帮助林爷爷适应养老院的生活？

一、什么是视力障碍

视力障碍是指中心视力（包括远视力和近视力）减退或丧失的病理现象。视力障碍的发生率随年龄增长而增加。研究表明，20%～30%的75岁以上人群有视力障碍，2%的75岁以上人群受失明影响。

老年人视力障碍的表现主要如下：① 老视，难以看清近处的物体；② 辨别颜色的能力下降；③ 明暗适应能力下降；④ 视野缩小。白内障、青光眼、糖尿病性视网膜病变、老年性黄斑变性等眼部疾病会导致老年人视力明显减退甚至失明。

小贴士

老视俗称老花眼，多发生于40岁以上人群。随着年龄增长，中老年人晶状体逐渐硬化，眼的调节能力下降，近距离视物出现困难。

二、提高与视力障碍老年人沟通效果的措施

（一）了解视力障碍老年人的视力情况

养老服务人员应主动询问视力障碍老年人的眼部疾病史、视力情况和日常生活中遇到的视力问题，并通过观察视力障碍老年人的眼神、眼球运动等，用专业的视力测试工具，如视力表（见图 5-1）等，来了解视力障碍老年人的视力情况。

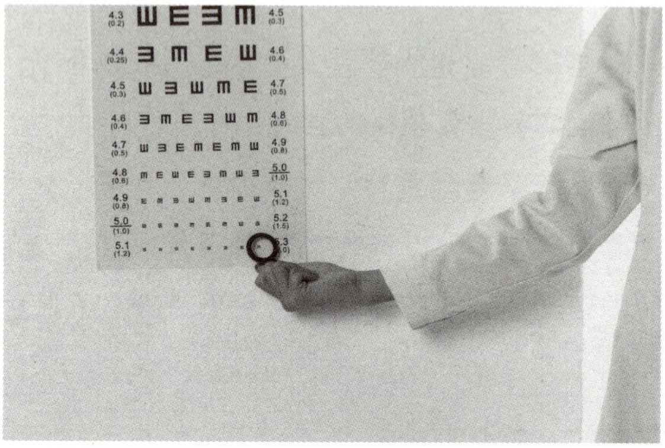

图 5-1　视力表

重度视力障碍老年人或失明老年人更依赖听觉、触觉等来接收外界信息。在与他们沟通时，养老服务人员需要注意使用简洁的语言来传递信息，多使用触摸等非语言沟通方式来传达情感，以便他们能够理解沟通内容。

轻、中度视力障碍老年人仍具有一定程度的视力。在与他们沟通时，养老服务人员除了通过说话、触摸等传递信息，还可以适当地引导他们使用视觉辅助器具。

（二）提供有助于视力障碍老年人沟通的环境

有助于视力障碍老年人沟通的环境应具备以下条件：

（1）光线适宜。选用亮度适中、光线柔和的照明设备，可使用窗帘、百叶窗或灯罩等来调节环境光线。在楼梯、厕所等容易摔倒的地方安装夜间照明设备，如感应灯等，以免视力障碍老年人在夜间行走时因看不清而摔倒。

（2）物品摆放合理。养老服务人员应将常用的物品放在视力障碍老年人习惯、便于拿到的地方，不随意改变物品的摆放位置。不要在桌面上摆放有棱角的物品，以免视力障碍老年人受伤。

（三）引导视力障碍老年人使用视觉辅助器具

为提高与视力障碍老年人的沟通效果，养老服务人员可以引导视力障碍老年人使用视

觉辅助器具。视觉辅助器具可分为视觉性辅助器具和非视觉性辅助器具两类。

视觉性辅助器具是指通过视觉途径帮助视力障碍老年人提高视力的设备或装置。视觉性辅助器具主要包括以下两类：① 光学助视器，如放大镜、望远镜等，具有易使用、携带方便、价格低等优点，也存在放大倍数小、阅读范围小等缺点；② 非光学助视器，如放大版印刷品、电子助视器（见图 5-2）等，其中，电子助视器可将文字、图片、物品等通过摄像头传送到屏幕上供视力障碍老年人观看，优点是放大倍数、亮度、对比度等便于调整。

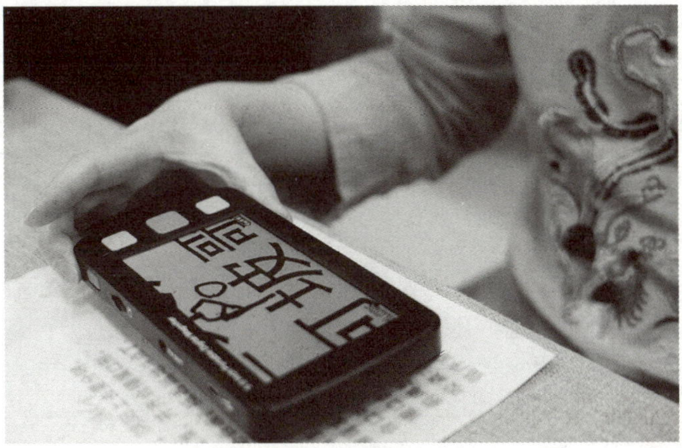

图 5-2　电子助视器

非视觉性辅助器具是指利用视觉以外的感觉（如听觉和触觉）来提高视力障碍老年人生存质量的辅助器具，如用于日常生活的盲用手机，用于出行的盲杖，用于阅读的有声读物、读屏软件等。失明老年人会更多地使用非视觉性辅助器具。

不同的视力障碍老年人有不同的需求，在引导视力障碍老年人使用视觉辅助器具时要充分考虑其个性化需求。对于无特殊需求的视力障碍老年人，养老服务人员可帮其配置放大镜，便于其查看物品标签等。对于有读写需求的视力障碍老年人，养老服务人员可推荐其使用读写两用助视器、读屏软件等。

三、与视力障碍老年人沟通的技巧

（一）与视力障碍老年人交谈时的沟通技巧

（1）应选择在安静的、视力障碍老年人熟悉的场所与其沟通，如在视力障碍老年人的居室内与其沟通。

（2）应在距离视力障碍老年人约一米远时与其打招呼，但切勿大声疾呼，以免视力障碍老年人受到惊吓。

（3）在交谈过程中，如果想要与视力障碍老年人握手、拥抱等，要先进行语言提示，禁止未经提示直接触碰视力障碍老年人。

（4）结束交谈时，要用语言和视力障碍老年人告别。

（二）为视力障碍老年人引路时的沟通技巧

（1）在为视力障碍老年人引路时，可以先指导视力障碍老年人扶住自己的手臂，或自己扶住视力障碍老年人的手臂。

（2）在引路过程中，应将视力障碍老年人的所处地点、行进方向、周边路况等讲给他们听，如“我们现在在过马路”“我们现在在去公园的路上”。

（3）在引路过程中，应有避险意识。在有车经过、上下楼梯、地面不平等情况下，要用语言提醒视力障碍老年人。在为视力障碍老年人开门、关门时，要让其稍微站远些，避免被门磕到。

（4）使用明确的指引语，如“让我们往您的右手边走三步”，避免使用“往那儿走”“坐这儿”等模糊的指引语。

小贴士

在引路过程中需要引导视力障碍老年人就座时，可以先引导视力障碍老年人把手轻轻放在座椅的靠背或扶手上，方便其确定座椅的位置。

（三）协助视力障碍老年人就餐时的沟通技巧

（1）进餐前，引导视力障碍老年人触摸碗、盘、勺等，并为其讲解，让视力障碍老年人清楚餐具、菜肴分别摆放在什么位置。可以选择色彩鲜艳的餐具，以便视力障碍老年人辨认。

（2）进餐时，告诉视力障碍老年人具体的菜名，并询问视力障碍老年人想吃哪种菜。帮视力障碍老年人夹菜时，应先夹一种菜，等他们吃完后，再夹另一种菜。不要将不同的菜同时放在碗里，以免影响菜的味道。

（3）如果有热汤或带骨、带刺的食物，养老服务人员要提醒视力障碍老年人注意，以免发生意外。

（4）如果视力障碍老年人坚持自行进餐，养老服务人员应站在一旁观察，以免发生意外。

（四）引导视力障碍老年人参加活动时的沟通技巧

（1）应确保活动场所地面平整，无杂物堆积。此外，还应在活动场所使用大字体、颜色鲜明的指示牌等，帮助视力障碍老年人辨认方位。

（2）在视力障碍老年人参加活动时，养老服务人员应向视力障碍老年人简要介绍活动情况，并请在场的主要人员做自我介绍，使视力障碍老年人能依据声音来“认识”他人。

（3）在活动过程中，给予视力障碍老年人必要的语言指引，使其了解活动进程，明确自己需要做的事。

任务实施

与视力障碍老年人沟通情景模拟

【实施流程】

（1）学生自由分组，每组 2～3 人。

（2）各小组设置具体的沟通情景，如陪同视力障碍老年人逛公园、进餐、参加活动等，小组成员分角色进行情景模拟，在情景模拟过程中注意正确运用所学的沟通技巧。

（3）教师随机选择几组上台表演，并进行评价。

【实施记录】

根据任务实施情况填写表 5-1。

表 5-1　任务实施记录表

<table>
<tr><td>班级</td><td></td><td>组号</td><td></td><td>指导教师</td><td></td></tr>
<tr><td rowspan="4">小组成员</td><td>姓名</td><td>学号</td><td colspan="3">任务分工</td></tr>
<tr><td></td><td></td><td colspan="3"></td></tr>
<tr><td></td><td></td><td colspan="3"></td></tr>
<tr><td></td><td></td><td colspan="3"></td></tr>
<tr><td rowspan="2">沟通技巧运用</td><td>自我评价</td><td colspan="4"></td></tr>
<tr><td>组员评价</td><td colspan="4"></td></tr>
<tr><td>活动心得</td><td colspan="5"></td></tr>
</table>

任务二　与听力障碍老年人沟通

任务导入

78 岁的邱奶奶精神矍铄，腿脚灵活，却因为存在听力障碍而很少参与社交活动，即便出门碰到邻居，也几乎不和他们打招呼。她怕因没听清别人说什么而引起误会，总是迅速经过人群，匆匆回家。邱奶奶看电视时会把电视机的音量调得很大，有时隔壁邻居都能听见。养老服务人员小郑在入户探访时发现，邱奶奶的听力障碍已经严重影响了她的日常生活。

思考：

（1）小郑应如何与邱奶奶沟通？

（2）小郑可以为邱奶奶提供哪些建议？

一、什么是听力障碍

听力障碍是指听觉器官及听觉传导通路中各部位发生器质性或功能性异常，导致不同程度的听力损失。老年人因听觉器官逐渐老化，成为听力障碍高发人群。

老年人听力障碍的表现主要如下：① 难以听到音量较小的声音，需要他人提高音量说话；② 难以定位声音的来源；③ 听得见声音，但听不清内容；④ 分辨不同声音的能力减弱。

二、提高与听力障碍老年人沟通效果的措施

听力障碍对老年人的沟通能力有显著影响。为了提高与听力障碍老年人的沟通效果，养老服务人员可以采取以下措施。

（一）指导听力障碍老年人保护听力

（1）提醒听力障碍老年人远离嘈杂的环境，如工厂、建筑工地、交通繁忙的路段等。

（2）如果听力障碍老年人居住的地方噪声较大，可建议其戴耳塞（见图 5-3）、耳罩或隔音耳机等，或建议其在家中安装隔音玻璃、隔音板等。

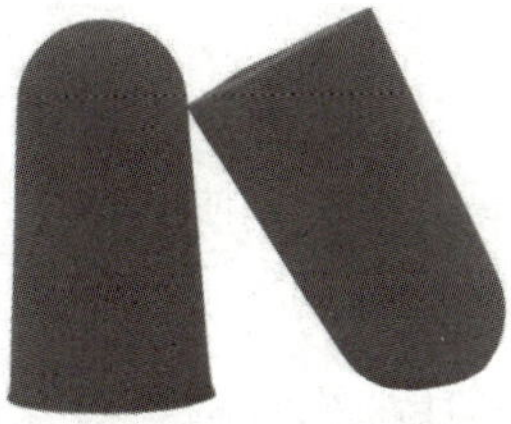

图 5-3　耳塞

（3）提醒听力障碍老年人不要长时间看电视、听音乐，并注意控制电视机、耳机等的音量。

（二）提供有助于听力障碍老年人沟通的环境

有助于听力障碍老年人沟通的环境应具备以下条件：

（1）安静。养老服务人员应选择在安静的场所与听力障碍老年人沟通，避免在嘈杂的场所（如食堂、公共休息区等）与听力障碍老年人沟通。

（2）光线充足。听力障碍老年人在一定程度上依赖视觉来接收信息，充足的光线有助于听力障碍老年人看清养老服务人员的面部表情和动作，从而使其更容易接收养老服务人员所传递的信息。

（3）配备辅助工具。在面积较大的场所（如会议室、礼堂）与听力障碍老年人沟通时，可配备扩音器、喇叭等工具。在面积较小的场所与听力障碍老年人沟通时，可配备写字板（见图 5-4）、纸和笔等。

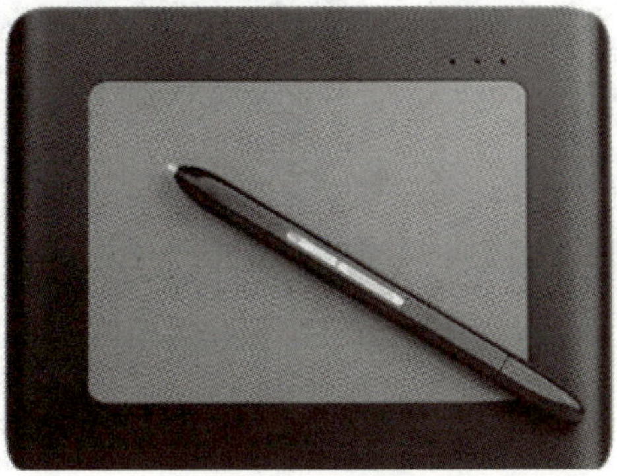

图 5-4　写字板

（三）指导听力障碍老年人正确使用助听器

有的听力障碍老年人会佩戴助听器。由于理解能力、记忆力等下降，听力障碍老年人在使用助听器时可能会遇到一些困难，养老服务人员应指导听力障碍老年人正确使用助听器。

1. **帮助听力障碍老年人适应助听器**

听力障碍老年人长时间听不清外界的声音，一旦佩戴助听器后就会突然听到各种嘈杂的声音，在佩戴助听器的初期很难适应。因此，听力障碍老年人应先在安静、熟悉的环境中逐渐适应佩戴助听器，避免立即进入嘈杂的场所。养老服务人员可以陪同听力障碍老年人在家中或安静的公园里进行适应性练习，让他们逐渐适应环境中的各种声音，并建议听力障碍老年人先短时间佩戴助听器，再逐渐延长佩戴时间。

2. **帮助听力障碍老年人保养助听器**

养老服务人员应帮助听力障碍老年人保养助听器，确保助听器能正常工作，以免影响沟通效果。助听器的保养要求如下：① 定期清理，保持助听器清洁；② 不使用时，将助听器放在阴凉、干燥、通风的地方；③ 及时更换电池或充电，长时间不使用助听器时应取出电池；④ 定期将助听器送到专业机构进行维护和检查。

知识拓展

助听器的种类

常见的助听器有耳背式助听器（见图 5-5）、耳内式助听器（见图 5-6）和骨传导助听器等。

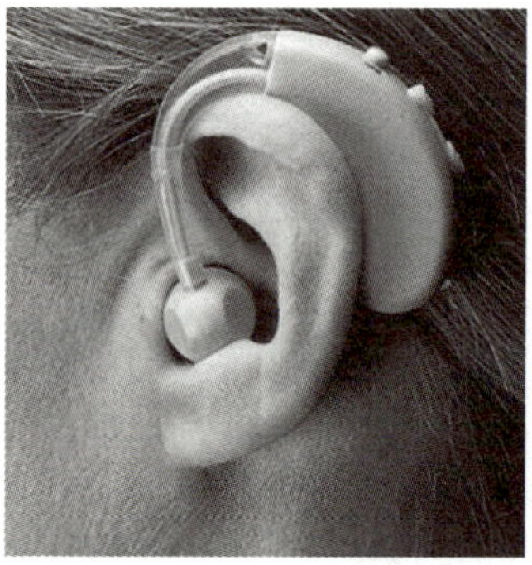

图 5-5 耳背式助听器

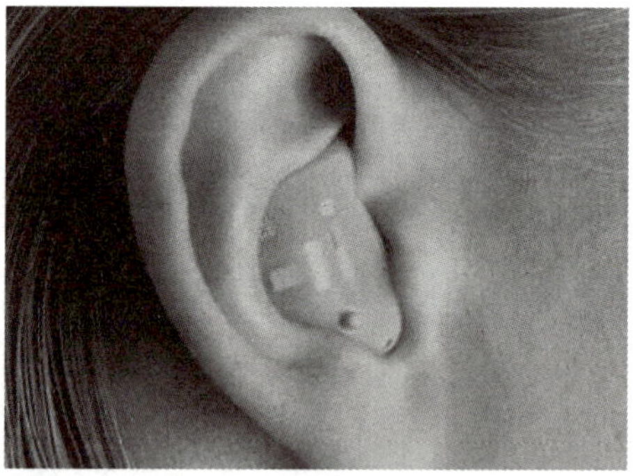

图 5-6 耳内式助听器

（1）耳背式助听器形状独特，通过半圆形的塑料耳钩挂于耳后。耳背式助听器功率较大，适合中、重度听力障碍老年人使用，容易操作和保养，但使用时比较显眼。

（2）耳内式助听器需要根据老年人的耳道形状定制，使用时直接放在耳道内即可，相对隐蔽。耳内式助听器功率不大，适合轻、中度听力障碍老年人使用。

（3）骨传导助听器通过振动人的头骨来刺激内耳，从而使人听到声音。骨传导助听器的一大优势是采用不入耳的佩戴方式，使用时能保持耳道通畅和卫生，长期佩戴不会有闷热感和堵塞感。但骨传导助听器使用时比较显眼，且需要佩戴者花费更多的时间来适应。

三、与听力障碍老年人沟通的技巧

（一）沟通前提示

在沟通前，养老服务人员要提示听力障碍老年人，如用挥手等动作来引起他们的注意，使听力障碍老年人意识到有人想要与其沟通，进而集中注意力。

（二）让听力障碍老年人清楚看见说话者

表情、动作及其他非语言信息能帮助听力障碍老年人了解沟通内容。与听力障碍老年人沟通时，养老服务人员要让听力障碍老年人清楚看见自己的表情、动作等，不要背对着听力障碍老年人、遮挡自己的面部或不停地走动。

（三）说明沟通主题

与听力障碍老年人沟通时，养老服务人员要清晰地说明沟通主题。当需要改变沟通主题时，应放慢语速，明确地提醒听力障碍老年人，以便其跟上沟通的节奏。

（四）语言简洁、易懂

养老服务人员要简化表达，避免使用复杂、冗长的句子或专业术语，以确保能够准确地将信息传递给听力障碍老年人。此外，还可以通过举例子、打比方等方式来解释抽象的概念，帮助听力障碍老年人更好地理解沟通内容。

（五）合理运用非语言沟通技巧

与听力障碍老年人沟通时，养老服务人员应合理运用非语言沟通技巧，具体需要做到以下几点：① 多微笑、点头，避免出现不耐烦的表情，不要打断或催促听力障碍老年人；② 多利用动作来传递信息，如用手指向物体或指示方向；③ 采用合适的语调，营造轻松、愉快的沟通氛围；④ 适当提高与听力障碍老年人说话的音量，但不要吼叫，以免引起对方反感；⑤ 放慢语速并适当地停顿，给予听力障碍老年人充足的时间理解沟通内容。

（六）注意听力障碍老年人的反应

有的听力障碍老年人在听不懂沟通内容时，会假装自己已经听懂，以避免尴尬，但这样会导致信息传递不准确，影响沟通效果。养老服务人员要注意观察听力障碍老年人的反应，当听力障碍老年人出现困惑、犹豫的神情时，养老服务人员应主动询问其是否明白沟通内容，并耐心地进行解释。

（七）使用辅助工具

使用辅助工具有助于提高与听力障碍老年人沟通的准确性。对于有识字能力的听力障碍老年人，养老服务人员可以使用写字板、纸和笔与其沟通。对于能够使用智能手机的听力障碍老年人，养老服务人员可以通过智能手机与其沟通，如图 5-7 所示。

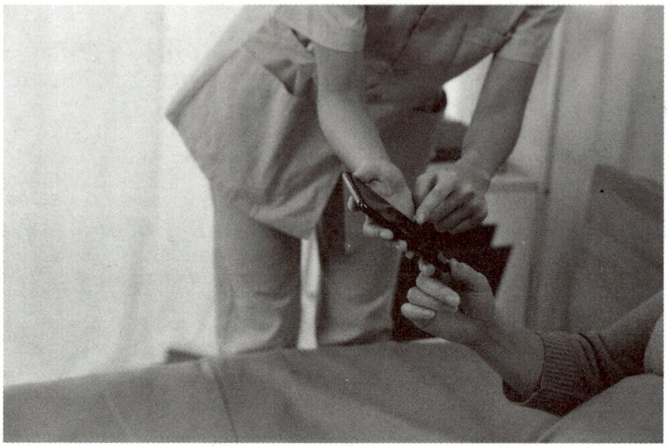

图 5-7　通过智能手机与听力障碍老年人沟通

小贴士

使用写字板的好处在于可以即时修改、擦除文字，使用纸和笔则有助于长时间保存沟通信息，方便日后查看。

敬老爱老

手写沟通，满足聋哑老年人的需求

卫奶奶，86 岁，独居，是一位聋哑老年人，日常生活多有不便。为了更好地照顾卫奶奶，社区养老服务中心指派养老服务人员小周上门为卫奶奶提供服务。

每隔两天，小周都会带着纸和笔来到卫奶奶家中，用纸、笔和卫奶奶交流，了解卫奶奶的需求。在卫奶奶生日当天，卫奶奶表示想吃馄饨。小周本想为卫奶奶买一碗馄饨，但卫奶奶表示她想吃自己包的馄饨。“我只要馄饨皮，家里有肉和菜，我自己包馄饨。”卫奶奶慢慢地写下自己的需求，小周耐心地等待她写完每一个字。

炎炎夏日，小周跑了两个街区，热得满头大汗，为卫奶奶买来了馄饨皮。“馄饨皮是不是很难找？辛苦你了，小周。”卫奶奶写完后，用手语向小周表示感谢。小周笑着摆摆手，在纸上写道：“祝您生日快乐！您吃得开心就好，这是我应该做的。”

任务实施

与听力障碍老年人沟通情景模拟

【实施流程】

（1）学生自由分组，每组 2～3 人。

（2）各小组设置具体的沟通情景，如陪同听力障碍老年人就医、买菜等，小组成员分角色进行情景模拟，在情景模拟过程中注意正确使用沟通技巧。

（3）教师随机选择几组上台表演，并进行评价。

【实施记录】

根据任务实施情况填写表 5-2。

表 5-2　任务实施记录表

<table>
<tr><td>班级</td><td></td><td>组号</td><td></td><td>指导教师</td><td></td></tr>
<tr><td rowspan="4">小组成员</td><td>姓名</td><td>学号</td><td colspan="3">任务分工</td></tr>
<tr><td></td><td></td><td colspan="3"></td></tr>
<tr><td></td><td></td><td colspan="3"></td></tr>
<tr><td></td><td></td><td colspan="3"></td></tr>
<tr><td rowspan="2">沟通技巧运用</td><td>自我评价</td><td colspan="4"></td></tr>
<tr><td>组员评价</td><td colspan="4"></td></tr>
<tr><td>活动心得</td><td colspan="5"></td></tr>
</table>

任务三　与认知障碍老年人沟通

任务导入

柳爷爷被确诊患阿尔茨海默病后入住某养老院。由于病情影响，柳爷爷认知能力严重下降，无法准确表达自己的感受和需求，还经常把护理员小李认成别人。

某天早上，柳爷爷将小李认成他的孙女，看着小李走近就说："我孙女来啦。"这时，小李就会扮演柳爷爷孙女的角色，对柳爷爷说："对呀，我来看看您，您今天感觉怎么样？"

柳爷爷低着头，嘴里含糊地嘟囔着。

小李耐心地等待着，温柔地说："您慢慢说。"

过了一会儿，柳爷爷抬头看了看小李，指着窗外说："阳光……阳光……"

小李看了看窗外，说："柳爷爷，您是不是想出去走走，晒晒太阳？"

柳爷爷点了点头，露出了笑容。小李扶着柳爷爷站起来，领着他走出了房间。

思考：

（1）认知障碍老年人有哪些沟通特点？

（2）与认知障碍老年人沟通有哪些技巧？

一、什么是认知障碍

认知障碍是指感觉、记忆、思维等心理过程中存在缺陷或出现异常。患阿尔茨海默病、精神分裂症等疾病的老年人常常会出现严重的认知障碍。

认知障碍的表现主要如下：① 记忆障碍，大脑接收、存储和检索信息的能力降低或丧失；② 定向障碍，对时间、空间、人物和自身状态辨识不清；③ 语言障碍，在理解或使用口头语言、书面语言时存在障碍；④ 判断力下降，缺乏推理、决策、处理复杂事务的能力；⑤ 抽象思维能力下降，不能准确进行分析、归纳、总结；⑥ 执行功能障碍，难以制订、完善和执行计划，难以解决问题、改正错误。

二、认知障碍老年人的沟通特点

（1）表达困难，具体表现如下：① 语速慢，说话断断续续；② 找不到合适的词语来表达自己的想法，或者不能清楚表达自己的想法；③ 突然忘记自己要说什么；④ 说话含糊不清，令人难以理解；⑤ 只能用简单的字词和手势（见图 5-8）与他人沟通。

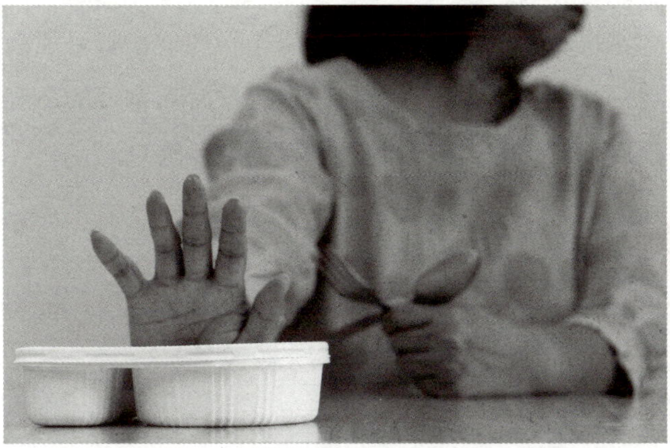

图 5-8　认知障碍老年人用手势与他人沟通

（2）理解困难，具体表现如下：① 不能正确理解他人说的话；② 反应缓慢，需要较长时间才能理解他人说的话。

（3）注意力不集中，沟通过程中容易被周围的事物转移注意力。

（4）重复说话，如重复说同一句话，反复讲述同一件事情等。

（5）讲述的事情是自己虚构的而不自知。

三、与认知障碍老年人沟通的原则

（一）不要无视

养老服务人员应认真倾听认知障碍老年人说话并及时回应他们，不要无视认知障碍老年人。如果认知障碍老年人说话后得不到及时回应，就会认为自己不被重视，进而可能产生愤怒、焦虑情绪。

（二）不要催促

认知障碍老年人往往需要花费比一般老年人更多的时间去理解信息和执行指令。在沟通过程中，养老服务人员不要催促他们，或表现出不耐烦的情绪，而应保持耐心，给予他们充足的思考时间，让他们能够充分表达自己的想法和需求。

（三）不要否定

认知障碍老年人在沟通过程中常常会出现记忆错乱、表达不清或理解有误的情况。此时，养老服务人员不要否定他们的说法，避免说“你认错了”“你听错了”等否定式的词句，而应向他们解释清楚，并鼓励他们继续表达。

（四）不要指责

认知障碍老年人常常出现一些异常行为，如果指责他们，就可能会让他们感到沮丧和困惑，甚至打击他们的自信心。养老服务人员应该保持理解和宽容的态度，尝试找出他们出现异常行为的原因，并采取合适的方式引导他们，不要指责他们。

敬老爱老

用心沟通，用爱交流

刘奶奶存在中度认知障碍，现居住在某养老院里。刚入住养老院时，刘奶奶会突然把饭菜掀翻到地上，说有人在饭菜里下毒，或是说有人想偷她的东西。她脾气不好，养老院里的其他老年人都不愿意与她交流。

小胡是该养老院的护理员。刘奶奶入住该养老院后，小胡每天都会热情地和刘奶奶打招呼。刚开始，刘奶奶不理小胡，有时还会辱骂小胡。小胡知道这都是因为刘奶奶生病了，所以他仍然坚持和刘奶奶打招呼。时间久了，刘奶奶就开始回应小胡了。之后，小胡会寻找刘奶奶感兴趣的话题和她聊天，刘奶奶遇到事情也会寻求小胡帮助。当刘奶奶怀疑有人偷她东西时，小胡没有直接和刘奶奶说“没有人偷您的东西”，而是先安抚她，然后亲热地挽着她的胳膊，温柔地说：“您放在哪里了？我们一起再找找看。”在刘奶奶晚上迟迟不肯睡觉时，小胡也会耐心地和她沟通，询问她不睡觉的原因，讲她喜欢听的故事哄她入睡。

现在，刘奶奶每次看到小胡都非常热情，小胡用真心打动了刘奶奶。“刘奶奶的认知障碍比较严重，刚开始我和她说话时，她总是不理我，还会辱骂、推搡我。但是我相信，只要尊重、理解、包容她，真诚地对待她，她一定会感受到我的真心，从而愿意和我沟通。”小胡说。

四、与认知障碍老年人沟通的技巧

（一）语言沟通技巧

在与认知障碍老年人沟通时，养老服务人员可使用以下语言沟通技巧：

（1）采用明确、直接的沟通方式。养老服务人员说话应简洁、明了，便于认知障碍老年人理解；养老服务人员在提及其他人时，应使用名字而不是用他（她）、他们（她们）代指。

（2）巧用提问。当认知障碍老年人无法准确表达自己的感受和需求时，养老服务人员可以通过提问的方式协助他们表达，但要注意一次只问一个问题。如果想要更多地了解认知障碍老年人，促进他们表达，养老服务人员可以向他们提开放式问题，如“您闲暇时喜欢做什么？”“您记忆最深刻的事是什么？”。如果认知障碍老年人的语言表达能力和抽象思维能力比较差，则养老服务人员应尽量提封闭式问题，以免认知障碍老年人难以回答。例如，养老服务人员在询问认知障碍老年人早餐吃什么时，可以问“您早餐吃馒头吗？”。

（3）投其所好。养老服务人员应了解认知障碍老年人的兴趣爱好和喜欢的人物，并以此为话题与他们沟通。例如，认知障碍老年人以前喜欢钓鱼，养老服务人员可以让他们分享自己的钓鱼技巧和有关钓鱼的趣事。

（4）赞美认知障碍老年人。赞美能够增强认知障碍老年人的自信心，促进他们的身心健康。养老服务人员要善于发现认知障碍老年人的特长，对他们做得好的地方及时给予肯定和赞美。

（5）使用认知障碍老年人熟悉的语言。如果认知障碍老年人不会说普通话，养老服务人员可以使用认知障碍老年人熟悉的方言与其沟通。

（二）非语言沟通技巧

（1）保持良好的态度。养老服务人员应态度友好，保持微笑，让认知障碍老年人感到亲切和放松。

（2）语速、语调、音量适宜。养老服务人员在与认知障碍老年人沟通时，应放慢语速、吐字清晰，等认知障碍老年人理解后再说下一句话，并保持语调柔和、音量大小适宜。

（3）适当使用手势。养老服务人员在表达睡觉、吃饭、洗脸等意思时，可使用相应的手势，以便认知障碍老年人理解。

（4）必要时进行肢体接触。必要时，养老服务人员可通过与认知障碍老年人拥抱、握手等表达对他们的理解与支持。

（5）保持目光交流。养老服务人员应尽量与认知障碍老年人面对面沟通，与认知障碍老年人进行目光交流。如果认知障碍老年人低头或坐着，那么养老服务人员应该弯下腰或蹲下与他们交流，保证他们能看到自己的眼睛。

五、认知障碍老年人出现精神行为异常时的沟通技巧

（一）出现幻觉时的沟通技巧

幻觉是指在没有刺激的情况下出现的虚假的知觉体验，可分为幻视、幻听、幻嗅等。例如，认知障碍老年人看见窗外有猛兽对自己虎视眈眈。

养老服务人员发现认知障碍老年人产生幻觉时，不要否定或纠正认知障碍老年人的说法，而应鼓励他们说出幻觉的内容，对他们表示理解。如果认知障碍老年人因幻觉而感到害怕，养老服务人员应安抚他们，如说“别担心，我会保护您”“别害怕，我把它赶走了”，或拥抱他们等。

小贴士

养老服务人员应检查环境中是否存在可能引起幻觉的噪声或影像，如地板或墙上的影子，并及时处理。

（二）出现妄想时的沟通技巧

妄想是指对歪曲的信念、病态的推断或判断坚信不疑，无法被说服，也不能通过自身的体验和经历加以纠正的心理现象。一些认知障碍老年人会出现妄想，反复说“有人偷了我的东西”等没有事实依据的话，但他们并不是有意说谎。

此时，养老服务人员应当先认真倾听认知障碍老年人的叙述，采取肯定的态度安抚他们；然后再带他们去验证，如让他们确认被偷的东西仍放在某处，使其接受事实、平复情绪。养老服务人员还可以巧妙地转移话题，以转移认知障碍老年人的注意力。

同步案例

与出现妄想症状的袁奶奶沟通

袁奶奶有重度认知障碍，老伴已去世三年。袁奶奶的女儿工作繁忙，于是聘请护理员小林来照护袁奶奶。袁奶奶经常和小林说有人偷了老伴送给自己的项链。袁奶奶的女儿告诉小林，袁奶奶以前也经常说有人偷了那条项链，其实是袁奶奶自己把项链藏在了客厅的电视柜里。

一天，袁奶奶再次和小林说有人偷了项链，并且情绪十分激动。小林温柔地安抚袁奶奶道："奶奶，别着急，我陪您一起找找。"小林带着袁奶奶在她的房间里找了一圈后说："奶奶，这个房间没有找到，我们去客厅找找看。"小林在客厅寻找一番后，打开电视柜，拿出项链，激动地说："奶奶，找到项链了。"袁奶奶说："找到了就好，肯定是小偷拿过来的，小偷肯定还会再来。"小林安抚道："那我们去找警察帮忙好不好？"待袁奶奶同意后，小林紧接着说："既然要出门，我们就去看看冰箱里缺什么菜，顺便去买菜。"于是，袁奶奶的注意力就转移到买菜这件事情上了。

（三）误认人物和地点时的沟通技巧

认知障碍老年人常常混淆不同人的身份。如果认知障碍老年人将养老服务人员误认为是其他人，养老服务人员可以再次向认知障碍老年人介绍自己。如果认知障碍老年人非常固执，养老服务人员则应顺从认知障碍老年人，假装自己是认知障碍老年人误认的人，不要强行纠正他们。

认知障碍老年人常常无法准确判断自己当前所处的位置，甚至可能在熟悉的环境中迷路。养老服务人员可以用具体的、易于理解的词语来描述地点、方向和周围环境，避免使用模糊的语句。例如，养老服务人员可以说"我们现在在您的卧室，床就在您的左边"，而不是简单地说"我们在家里"。

课堂互动

吴爷爷，82 岁，存在中度认知障碍。吴爷爷正站在养老院的院子里，却以为自己在马路边，和护理员说不想过马路。如果你是护理员，你会如何与吴爷爷沟通？

（四）过食和异食时的沟通技巧

认知障碍老年人常忘记自己吃过饭，刚吃完饭又要求吃饭。此时，养老服务人员可以说出认知障碍老年人刚吃过的食物，帮助认知障碍老年人回忆，或者引导认知障碍老年人做一些他们感兴趣的事情，以转移其注意力。

异食是指进食一些非营养性或不能食用的物品（如泥土、纸片等）的行为。养老服务人员发现认知障碍老年人出现异食行为时，不要指责他们，也不要强行取出其口中的物品，而应心平气和地与认知障碍老年人沟通。养老服务人员可以通过诱导认知障碍老年人漱口、刷牙或吃喜欢的食物，让其主动吐出口中的物品，或者趁机取出其口中的物品。

小贴士

如果认知障碍老年人吞食了电池、钉子等危险物品，养老服务人员应尽快联系医生，及时采取救治措施。

（五）拒绝穿衣和换衣时的沟通技巧

当认知障碍老年人拒绝穿衣时，养老服务人员不要强迫认知障碍老年人立即穿衣，不要说“您必须穿衣服”等比较强硬的话语，可以稍后再尝试让他们穿衣。同时，养老服务人员还应积极询问认知障碍老年人拒绝穿衣的原因，如“您不想穿衣服是因为衣服穿起来不舒适吗？”“您不想穿衣服是因为身上痒吗？”。

有的认知障碍老年人出于一些原因，总是不愿意更换衣物。遇到这种情况时，养老服务人员应先询问原因，然后采取相应的措施，如准备几件相同或相似的衣物供认知障碍老年人更换，避免说“您每天都穿同一件衣服，太脏了”等会伤害认知障碍老年人的话。

同步案例

与拒绝穿衣的钟爷爷沟通

钟爷爷有重度认知障碍，现居住在某养老院中。某天，钟爷爷在活动室看电视时，突然把上衣脱了。护理员小胡看到后，立即上前询问钟爷爷：“爷爷，您哪里不舒服吗？”同时观察钟爷爷的神态。小胡发现钟爷爷比较烦躁，她一边安抚钟爷爷，一边取来毛巾将钟爷爷裹住，并搀扶他回到房间。

小胡对钟爷爷说：“爷爷，不穿衣服是不是有点冷？咱们把衣服穿上吧。”但是钟爷爷对穿衣服很抗拒。小胡掀开毛巾后，发现钟爷爷的后背有汗，还出现了皮疹，问道：“爷爷，是不是因为后背不舒服才不想穿衣服呀？让医生给您看看，好吗？”征得钟爷爷的同意后，小胡立即联系医生。在医生的指导下，小胡用温热的毛巾为钟爷爷擦干净后背，并为其涂抹了治疗皮疹的药物。然后，小胡取来干净的衣服，指导钟爷爷自己穿上衣服并夸赞道：“爷爷，您真棒！”

（六）拒绝洗澡时的沟通技巧

如果认知障碍老年人拒绝洗澡，养老服务人员应态度温和地劝说他们，如“这款沐浴露的味道很好闻，我们试试看怎么样？”或“我来帮您洗澡吧，洗完之后您可以更舒服地休息”。如果认知障碍老年人态度坚决，养老服务人员不要强迫他们洗澡，可以询问他们不愿意洗澡的原因，如“您不想洗澡是不是因为水太烫了？”“您现在是不是有些累？”等，并采取相应的解决措施。

任务实施

与认知障碍老年人沟通情景模拟

【任务背景】

案例一：吕爷爷，75 岁，存在重度认知障碍，吃饭时经常把菜扔掉，说有人在菜里下毒想要害他。现在，护理员小金需要劝说吕爷爷吃菜。

案例二：方奶奶，88 岁，存在中度认知障碍，不能独自穿衣服，但她经常拒绝照护，不配合养老服务人员。现在，护理员小金需要劝说方奶奶配合穿衣服。

【实施流程】

（1）学生自由分组，每组 3 人。

（2）根据任务背景，一名学生扮演吕爷爷，一名学生扮演方奶奶，一名学生扮演小金，分别模拟小金劝说吕爷爷、方奶奶的情景。

（3）教师随机选择几组上台表演，并进行评价。

【实施记录】

根据任务实施情况填写表 5-3。

表 5-3　任务实施记录表

<table>
<tr><td>班级</td><td></td><td>组号</td><td></td><td>指导教师</td><td></td></tr>
<tr><td rowspan="4">小组成员</td><td>姓名</td><td>学号</td><td colspan="3">任务分工</td></tr>
<tr><td></td><td></td><td colspan="3"></td></tr>
<tr><td></td><td></td><td colspan="3"></td></tr>
<tr><td></td><td></td><td colspan="3"></td></tr>
<tr><td rowspan="2">沟通技巧运用</td><td>自我评价</td><td colspan="4"></td></tr>
<tr><td>组员评价</td><td colspan="4"></td></tr>
<tr><td>活动心得</td><td colspan="5"></td></tr>
</table>

任务四　与心理障碍老年人沟通

任务导入

郑奶奶，75 岁，最近总是紧张、害怕，双手不自主地紧握，担心会有不好的事情发生；总感觉心慌、胸闷；入睡困难，每晚只能睡 3 个小时左右，严重时整夜睡不着觉，白天则萎靡不振。

郑奶奶对护理员说："我一坐下来，就开始胡思乱想，我感觉自己的身体状况越来越差了。我老伴岁数比我大，我担心他以后没人照顾。我儿子在大公司工作，我担心他工作压力大。我女儿还没结婚，我担心她以后找不着对象……"经医生诊断，郑奶奶患有焦虑症。

思考：

（1）焦虑症有哪些表现？

（2）护理员应如何与郑奶奶沟通？

一、常见的老年人心理障碍

如何指导老年人维护和促进心理健康

老年人可能出现焦虑症、抑郁症、疑病症、强迫症等心理障碍，其中焦虑症、抑郁症较为常见。

（一）焦虑症

焦虑症又称焦虑障碍，是指以过度恐惧、焦虑和相关行为紊乱为特征的心理障碍。与正常的焦虑反应不同，焦虑症的焦虑程度和持续时间远远超过正常人对应激事件的正常反应水平。焦虑症主要有以下症状。

1．精神症状

焦虑症的精神症状主要表现为持续、过度的担忧。焦虑症老年人常常对未来可能发生的、难以控制的事件感到担忧，从而出现紧张、不安、恐惧、害怕等情绪。

2．躯体症状

焦虑症老年人可能出现心跳加快、呼吸困难、胸闷、血压升高、肌肉震颤、消化不良、出汗等症状，伴有东张西望、坐立不安、唉声叹气等行为。

（二）抑郁症

抑郁症又称抑郁障碍。老年人容易因亲友离世、家庭矛盾、自己丧失劳动能力等产生孤独、绝望等负面情绪，进而患上抑郁症。抑郁症主要有以下症状。

1．精神症状

抑郁症的精神症状包括情绪低落（见图 5-9）、兴趣减退、愉快感缺乏等。抑郁症老年人大部分时间情绪都很低落，但情绪可呈现节律性变化，如有的抑郁症老年人在秋季、冬季情绪特别低落，在夏季情绪有所好转。重度抑郁症老年人还可能表现出极度悲观、消极厌世、自责自罪等情绪，甚至出现自伤等行为。

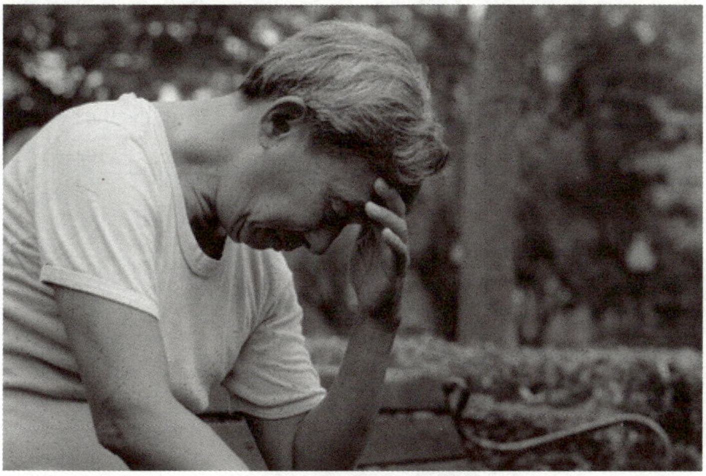

图 5-9　情绪低落

2．躯体症状

抑郁症老年人常有心悸、胸闷、失眠、胃肠不适、食欲减退、体重减轻等躯体症状。

知识拓展

抑郁症的影响因素

（1）遗传因素。如果家族中有抑郁症患者，那么老年人患抑郁症的风险相对较高。

（2）神经生化因素。神经递质（一种在神经细胞之间起信息传递作用的化学物质，如多巴胺）水平异常对抑郁症的发病有着重要影响。

（3）疾病因素。患躯体疾病的老年人抑郁症的患病率显著高于身体健康的老年人。

（4）应激因素。家人离世、失去经济来源、遭遇意外伤害等应激事件会导致老年人产生无助感、绝望感，增加老年人患抑郁症的风险。

(5) 社会支持。社会支持是指老年人从家庭、社会等获取的物质和精神上的支持。良好的社会支持能显著降低老年人患抑郁症的风险。

(6) 生活经历。生活经历会对个体的思维、情绪和行为产生长期的影响。被虐待、被忽视、家庭不和睦等负面经历会显著增加老年人患抑郁症的风险。

(7) 性别因素。研究表明，老年女性抑郁症发病率高于老年男性。

二、心理障碍老年人的沟通特点

（1）回避沟通。心理障碍老年人常常会刻意避免与他人进行深入沟通，如减少社交活动等。

（2）不愿意表达。即使有沟通的需求，心理障碍老年人也可能只是听他人说话，而不愿意主动表达自己的想法和情感。他们可能觉得没有人能理解自己或担心被人嘲笑，从而选择沉默。

（3）过分情绪化。在沟通中，心理障碍老年人可能会因一些小事而情绪激动（见图 5-10），甚至会突然哭泣或大发雷霆，使得沟通难以正常进行。

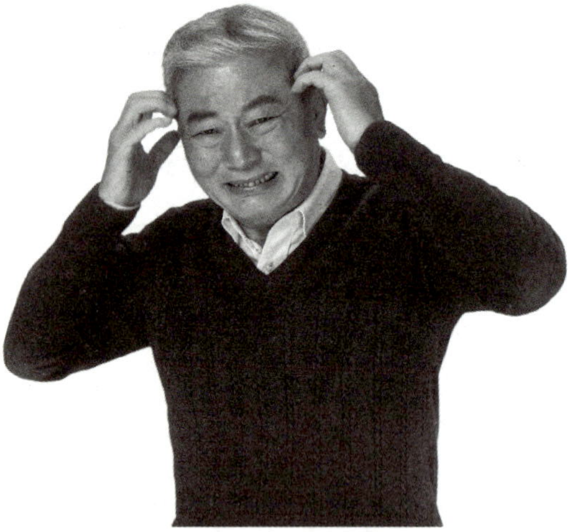

图 5-10　情绪激动

（4）以自我为中心。在沟通中，心理障碍老年人常常过于关注自己的感受和想法，坚持认为自己的观点是正确的，对他人的观点持否定或怀疑态度。

敬老爱老

护理员小章的坚守

小章毕业后进入了一家养老院从事养老服务工作。在养老院，她既要照顾老年人的饮食起居，又要与老年人沟通、交流，随时关注老年人的心理状态。对于年轻且缺乏经验的小章而言，完成这些工作并不容易。

参加工作后的首月，小章就被一位老年人打了一耳光。小章委屈地说："当时我正在和他说话，没想到他突然情绪失控，狠狠地打了我一耳光。"那时，小章曾想过离开，但最后还是留在了养老院。"后来，他向我道歉了，我明白他控制不了自己的情绪。"小章表示，自己并不责怪这位老年人。

如今，再回想起这件事，小章会从专业角度进行分析。"其实当时他在动手前，眼神已经有所变化，但我没有注意到。我在工作中慢慢总结出了与这类老年人接触的技巧，面对这种突发情况，我现在已经能灵活地应对了。"她说。

在与老年人的相处中，小章找到了养老服务工作的意义，她希望通过贴心的服务，让老年人幸福地生活。小章明白，只有用真心对待老年人，他们才会对自己敞开心扉。一位60多岁的老年抑郁症患者吴奶奶，一直让她记忆深刻。吴奶奶躺在床上，神情麻木而冷漠。一旁的子女看着母亲，却不知道如何和她沟通，这让小章觉得十分难受。小章每天都会去看望吴奶奶几次，握着手与她谈心，希望能解开她的心结。小章每次都会说："如果您心里难受，不妨和我说说。"慢慢地，小章的真心打动了吴奶奶，吴奶奶开始向小章倾诉自己内心的苦闷，病情也日渐好转。吴奶奶康复后，一家人还特意送来锦旗表达对小章的感谢。

对小章而言，让所服务的老年人幸福地生活就是她最大的成就。为了提高自己与老年人沟通的能力，小章还为自己制订了学习计划。尽管从事养老服务工作并不容易，但小章有着做好这份工作的信心和决心。

三、与心理障碍老年人沟通的技巧

（一）支持性技巧

支持性技巧是指让心理障碍老年人感受到被理解、被接纳的一系列沟通技巧，主要包括专注、倾听、鼓励等。

（1）专注。养老服务人员在和心理障碍老年人沟通时，应保持专注，面向对方，身体适当前倾，保持目光交流。

（2）倾听。养老服务人员应用心倾听心理障碍老年人传递的信息，细心观察心理障碍老年人的表情、动作，理解心理障碍老年人的感受并做出积极的回应，如通过点头、微笑等动作和“嗯”“是的”“然后呢”等语言表示自己正在倾听。

（3）鼓励。养老服务人员应肯定心理障碍老年人的积极表现，用赞美的话语鼓励心理障碍老年人，增强他们的自信心，使他们积极面对生活。

（二）引导性技巧

引导性技巧是指引导心理障碍老年人探讨问题、感受等的一系列沟通技巧，主要包括澄清、摘要、聚焦等。

1. 澄清

养老服务人员可引导心理障碍老年人对模糊不清的信息和感受做更详细、更清楚、更准确的表达，如询问“您刚才说的意思是……吗？”。

澄清的基本要领如下：① 提出封闭式问题来获取明确的答案；② 提出开放式问题引导心理障碍老年人描述具体情况；③ 请心理障碍老年人举例说明或对其陈述予以补充；④ 针对某些字句的具体内涵，直接询问心理障碍老年人。

2. 摘要

养老服务人员可对心理障碍老年人的谈话内容进行整理，并概括和归纳其中的要点，如询问“您刚才讲的是不是包含……这几个方面的要求？”“您刚才讲的主要是……您还有什么需要补充吗？”。

摘要的基本要领如下：① 将心理障碍老年人所说的内容和自己了解到的情况结合起来，进行综合归纳；② 不宜过多重复心理障碍老年人所说的内容，只需总结有关要点；③ 向心理障碍老年人求证摘要内容是否准确。

3. 聚焦

养老服务人员与心理障碍老年人谈话时应聚焦于某一主题，与其就该主题进行交流。

聚焦的基本要领如下：① 当心理障碍老年人的陈述出现内容分散、偏离主题等情况时，养老服务人员应及时将谈话带回主题；② 养老服务人员不能强行打断心理障碍老年人说话，应先对心理障碍老年人的话语做适当的回应，再重申沟通主题；③ 养老服务人员应避免自己将谈话带离主题。

（三）影响性技巧

影响性技巧是指养老服务人员对心理障碍老年人施加影响，让心理障碍老年人从不同的角度看待问题或解决问题的沟通技巧，主要包括提供信息、自我披露、建议、忠告等。

1．提供信息

养老服务人员可向心理障碍老年人提供新知识、新观念等，以改变他们的想法或纠正他们的错误观念。例如，对于患有抑郁症的老年人，养老服务人员可以向他们解释抑郁症的影响因素、治疗方法等，使他们正确、全面地认识这一疾病。

2．自我披露

养老服务人员可根据心理障碍老年人的具体情况，分享自己与其类似的经历、克服困难的过程等，为其提供参考。例如，护理员对患抑郁症的施爷爷说："几年前，我也因为生活中的挫折经历过情绪低谷，我能理解您的心情。后来，我听从医生的建议，尝试着调整自己的心态，每天做一些让自己开心的事情，比如和朋友聊天或出门散步，情绪就逐渐好转了。"

3．建议

养老服务人员可向心理障碍老年人提出客观、中肯、有助于解决问题的建议。例如，秦奶奶患有焦虑症，情绪波动很大，护理员向她提出一些具体的建议："秦奶奶，您不妨尝试在早晨起床后或吃完晚餐后出门散步，以放松身心，缓解焦虑情绪。您也可以多找我聊天，我很乐意听您倾诉。"

为了避免引起心理障碍老年人反感，养老服务人员在提供建议时，应避免使用"必须""一定"等词语，可以使用"建议您""可以""不妨"等词语。

4．忠告

养老服务人员可向心理障碍老年人指出某些行为的危害性，诚恳地劝告对方停止这一行为。例如，当心理障碍老年人滥用安眠药物时，养老服务人员可以向其说明滥用安眠药物的严重后果，诚恳地劝其停止这一行为。

敬老爱老

小穆与抑郁症老年人郑爷爷沟通

郑爷爷多次到社区投诉，称楼上的住户经常发出各种噪声，让自己无法休息。社区工作人员小穆得知此事后，找到郑爷爷楼上的住户了解情况。楼上的住户无奈地表示自己只是正常生活，并没有发出任何噪声。小穆又到郑爷爷家中了解情况，郑爷爷的老伴告诉小穆，郑爷爷年纪大了，还患有抑郁症，楼上只要发出一点点声音，郑爷爷就会觉得很吵，以致无法睡觉。而且郑爷爷性格固执，对小穆的来访很抗拒，认为小穆干扰了自己的生活。

为了解决郑爷爷的心病，小穆坚持上门走访或电话沟通，经常关心郑爷爷的生活状况。几个月后，郑爷爷对小穆不再抵触，双方开始像朋友一样相处。在一次次促膝长谈中，郑爷爷终于敞开心扉，和小穆探讨自己患上抑郁症的原因，并剖析自己的过往经历。小穆也通过多方搜集资料，给郑爷爷提供了一些中肯的建议。郑爷爷表示，自己会尝试不再钻牛角尖，对身边发生的事情保持平常心。

渐渐地，郑爷爷变得开朗起来，经常跟老伴外出散步，抑郁症症状也得到缓解，也不再去社区投诉楼上住户了。

四、与心理障碍老年人沟通的注意事项

（一）不要淡化负面经历

在与心理障碍老年人沟通时，养老服务人员不应刻意淡化他们的负面经历，不宜说“您遇到的这些都是小事”“就这么简单的事，您也可以烦恼成这样？”等语句，以免让心理障碍老年人产生“连这点困难我都克服不了，我真没用”等想法。

（二）不要说空话

养老服务人员不要说“事情都发生了，再想也没有用”“您就是想太多，要想开点”这样空洞的话语，以免招致心理障碍老年人的反感。养老服务人员应向心理障碍老年人提出具体、切实可行的建议，如“当您感到心烦意乱时，尝试深呼吸几次”或“您可以尝试每天确定一个小目标，如走一段路、读几页书，然后努力实现目标，这会让您更有成就感”。

（三）避免使用命令式的语句

在与心理障碍老年人沟通时，养老服务人员应注意说话的口吻，避免使用“您不要哭”“您应该感到高兴”这种命令式语句，以免心理障碍老年人抗拒、愤怒。

任务实施

与心理障碍老年人沟通情景模拟

【任务背景】

吴爷爷，82岁，是一名退休工人。他年轻时曾就读于镇上的高中，但因为家庭变故而

辍学。三年前，他的老伴因癌症去世，这对吴爷爷的打击很大。

吴爷爷的儿子在外地工作，聘请了护理员小李来照护吴爷爷。小李发现，吴爷爷整日愁眉苦脸、情绪低落，还经常对小李说自己命运坎坷，对未来生活持消极态度。经医生诊断，吴爷爷患有抑郁症。

【实施流程】

（1）学生自由分组，每组 2 人。

（2）根据任务背景，一名学生扮演吴爷爷，一名学生扮演小李，模拟小李与吴爷爷沟通的情景。

（3）教师随机选择几组上台表演，并进行评价。

【实施记录】

根据任务实施情况填写表 5-4。

表 5-4　任务实施记录表

<table>
<tr><td>班级</td><td></td><td>组号</td><td></td><td>指导教师</td><td></td></tr>
<tr><td rowspan="3">小组成员</td><td>姓名</td><td>学号</td><td colspan="3">任务分工</td></tr>
<tr><td></td><td></td><td colspan="3"></td></tr>
<tr><td></td><td></td><td colspan="3"></td></tr>
<tr><td rowspan="2">沟通技巧运用</td><td>自我评价</td><td colspan="4"></td></tr>
<tr><td>组员评价</td><td colspan="4"></td></tr>
<tr><td>活动心得</td><td colspan="5"></td></tr>
</table>

任务五 与临终老年人沟通

任务导入

张奶奶，75 岁，肺癌晚期患者，半年前进行过手术治疗。近期，张奶奶入住某医养结合机构。张奶奶一直积极配合治疗，但治疗效果不佳，病情持续恶化。她询问医生："还有没有什么其他方法治疗癌症？只要有效就行，我会配合治疗的。"她还经常跟护理员说："等我好起来了，我要继续带孙子，我还要去旅游……"

思考：

（1）张奶奶处于什么心理阶段？

（2）护理员应如何与郑奶奶沟通？

一、与不同心理阶段的临终老年人沟通的技巧

临终老年人是指器官功能衰竭，预期生存期限不超过六个月的老年人。临终老年人的心理变化一般可分为五个阶段，依次为否认期、愤怒期、协议期、忧郁期、接受期。由于文化背景、思想观念、社会地位、疾病情况、年龄、性格等的不同，临终老年人不一定会完整地经历以上五个心理阶段，经历心理阶段的顺序也可能不尽相同。有的临终老年人甚至会一直处在某一心理阶段，直到生命结束。与不同心理阶段的临终老年人沟通时，养老服务人员需要采用不同的技巧。

（一）与否认期的临终老年人沟通的技巧

大多数临终老年人在得知自己即将死亡时，首先会否认这一事实，并抱有侥幸心理，希望是医生误诊或病情会好转。这种对疾病和死亡的否认态度，是心理保护机制在起作用，可以对临终老年人的心理起到一定的缓冲作用。

小贴士

一般来说，否认期持续时间不长，但也有极少数临终老年人会一直持否认态度。如果否认期持续时间过长，影响正常治疗，就需要医生介入，帮助临终老年人面对现实。

在这一阶段，养老服务人员不要强行改变临终老年人的否认心理，应耐心倾听临终老年人的诉说，根据临终老年人对其病情的认识程度与其进行沟通。在沟通过程中，应注意因势利导，循循善诱，使临终老年人逐步面对现实。如果临终老年人谈论病愈后的设想和打算，养老服务人员不可随意反驳他们或与他们争论。

（二）与愤怒期的临终老年人沟通的技巧

临终老年人认识到死亡不可逃避时，容易产生愤怒、恐惧和焦虑等情绪。他们常常会产生“为什么得绝症的人是我？”“为什么我这么倒霉？”等疑问，无法控制自己的情绪，不接受治疗或对治疗过程吹毛求疵，抱怨、指责家属和养老服务人员，甚至对他们恶语相向。

在确认安全的前提下，养老服务人员应允许临终老年人以发怒、谩骂等形式来宣泄内心的愤怒、恐惧和焦虑情绪。养老服务人员要对临终老年人的行为予以谅解、宽容，绝不可与临终老年人争吵，更不能指责他们。

在临终老年人发泄完后，养老服务人员不要刻意回避与他们接触，以免使其产生被抛弃感、失落感。同时，养老服务人员还应积极与临终老年人的家属沟通，鼓励家属给予他们理解和关怀。

（三）与协议期的临终老年人沟通的技巧

临终老年人经过一段时间的心理调适后，心态由愤怒转为妥协，开始接受事实并积极配合治疗，并且会想方设法延长生命，这实际上是临终老年人企图延缓死亡的本能反应。

在这一阶段，临终老年人情绪逐渐平复，养老服务人员要抓住这个契机，对临终老年人进行必要的健康教育，引导他们正确地认识生死。此外，临终老年人还有一定的活动能力，养老服务人员应鼓励他们在合理、合法的情况下做一些自己想做的事情，如写临终感言、出门晒太阳（见图 5-11）、品尝美食等。

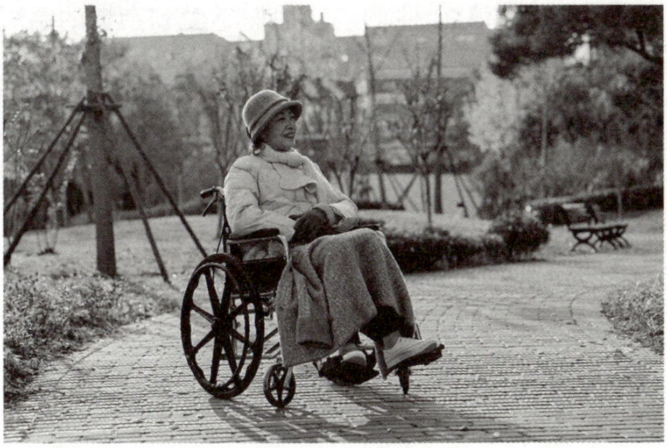

图 5-11　出门晒太阳

（四）与忧郁期的临终老年人沟通的技巧

由于病情恶化、身体功能丧失等因素，临终老年人会意识到自己已经处于生命的最后阶段，进而出现过分悲观甚至绝望等情绪，具体表现为情绪低落、意志消沉、沉默寡言、唉声叹气等。

在这一阶段，养老服务人员可以帮助临终老年人回忆所取得的成就、兴趣爱好、最幸福的时刻等，以促使临终老年人保持积极情绪，缓解其消极情绪。

需要注意的是，养老服务人员应经常陪伴在处于忧郁期的临终老年人身边，安慰、鼓励临终老年人，还要密切观察临终老年人的情绪变化，预防意外事件发生。

小 贴 士

养老服务人员可使用如下话语来安慰、鼓励临终老年人：

（1）“您并不孤单，我们一直在您身边。”

（2）“您的家人、朋友都非常爱您，他们都以您为荣。”

（3）“您的生命非常有价值，谢谢您给我们带来这么多美好的回忆。”

（4）“我们会给您提供最好的医疗护理服务，尽力缓解您的痛苦。”

（5）“您已经做了所有能做的事情，现在是时候放松，让身体休息了。”

（五）与接受期的临终老年人沟通的技巧

在接受期，临终老年人身体比较虚弱，常常处于疲倦、嗜睡或昏迷状态。他们不得不接受死亡即将到来的事实，不再因疾病和死亡而焦虑、恐惧，而是从容、平静地做好了迎接死亡的准备。

在生命的最后阶段，临终老年人希望能与家属多沟通，倾诉内心的想法。养老服务人员应鼓励临终老年人的家属多关心和陪伴他们，让他们感受到亲情的温暖，减轻孤独感和恐惧感，增强面对死亡的勇气。此外，养老服务人员还应积极、主动地关心临终老年人，了解他们的心理需求、经历等，并据此选择合适的方式对其进行心理安慰和疏导。

课堂互动

当临终老年人说出下列话语时，护理员应如何与其沟通？

（1）“我很后悔没有多陪伴我的家人和朋友，也没有多做些好事。”

（2）“我死后会不会没有人记得我？”

（3）“我这辈子特别不幸。”

敬老爱老

临终老年人最后的愿望——“我想喝一口橙汁”

小周是某福利院的社工。在福利院里，一位“无家可归、无依无靠、无生活来源”的特困老年人病情告急，生命进入倒计时。小周来到这位老年人床前，问他有没有什么未了的愿望。小周本以为他会说想见亲人或朋友，没想到他只说了一句话：“我想喝一口橙汁。”小周立即联系爱心人士，爱心人士为这位老年人捐赠了一箱橙汁。那段时间，老年人进食已十分困难，只能靠流食维持生命，橙汁成了他的“主食”。在一个清晨，护理员给老年人洗漱完毕、穿戴整齐后，老年人平静地离开了。

二、与临终老年人沟通的注意事项

（一）适当进行肢体接触

一些临终老年人身体虚弱，有时难以与养老服务人员进行语言沟通。此时，养老服务人员可以适当与其进行肢体接触，通过握住临终老年人的手（见图 5-12）或抚摸临终老年人的面颊、头发等来表达关心和支持。

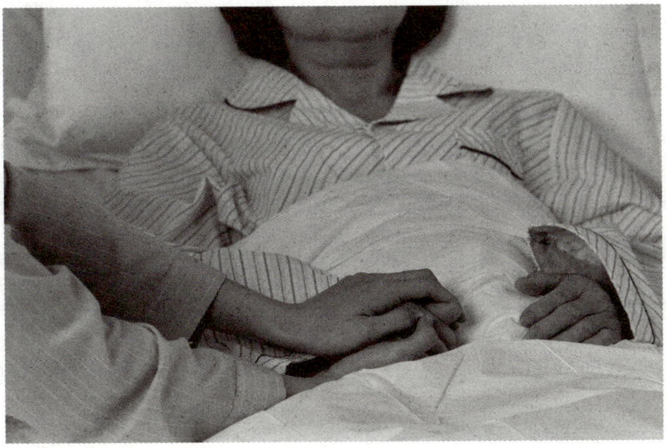

图 5-12　握住临终老年人的手

（二）尊重临终老年人的合理意愿

有的临终老年人希望在家中安静地度过最后的时光，享受家属的陪伴；有的临终老年人可能更愿意在医院接受专业的治疗，以减轻身体上的痛苦；还有的临终老年人因为信仰或习俗等会有一些特殊的要求、安排。养老服务人员应当充分尊重临终老年人的合理意愿，不要将自己的想法强加给临终老年人。

敬老爱老

为临终老年人送去温暖关怀

在湖南省第三届养老护理职业技能竞赛上，来自长沙市第一社会福利院的“95”后养老护理员小张获得一等奖。

毕业后，小张进入长沙市第一社会福利院康复科工作，后被调到安宁疗护中心。在安宁疗护中心，护理员需要面对的情况更复杂，工作挑战性更大。但小张没有退缩，努力克服困难。

刘爷爷是小张到安宁疗护中心后接触的第一位临终老年人，他身患多种疾病，性格孤僻，非常抵触与人交流。小张并没有因为刘爷爷的抵触情绪而退缩，她细心照顾刘爷爷，按时给他洗澡、理发、剪指甲，换床单被罩。有时刘爷爷不配合治疗闹脾气，甚至向小张吐口水，但她依然不急不躁地说：“刘爷爷，我们要配合治疗，这样才能减轻身体上的疼痛。我也会尽我所能，让您在这里过得舒适一些。”

细心的小张注意到，刘爷爷喜欢喝牛奶。于是，每次刘爷爷打完针后，她都将牛奶热好，喂给刘爷爷喝，以帮助他平复情绪。为了拉近和刘爷爷的距离，了解他的精神状态，小张每天都会坐在床边陪他，给他读报，和他聊家常。小张的热情和耐心感动了刘爷爷，刘爷爷渐渐接受了她的护理。

护理后期，刘爷爷身体逐渐虚弱，每天必须通过药物、呼吸机维持生命，护理难度逐渐增大。在病情的影响下，刘爷爷会一直出汗，一天需要换四五次衣服。小张不厌其烦，每天都帮刘爷爷收拾得干干净净，尽量让他感觉舒适，还一直安慰刘爷爷。急病人之所急，想病人之所想。小张是这样说的，也是这样做的。

（摘编自：杨佳俊，《为临终老人送去温暖关怀》，《湖南日报》，2021 年 12 月 6 日）

任务实施

与临终老年人沟通情景模拟

【任务背景】

柯奶奶，72 岁，在做完直肠癌手术后，病情逐渐加重。在病痛的折磨下，柯奶奶出现抑郁、焦虑、失眠等症状，身体状况逐渐变差。医生说柯奶奶最多只有半年的生存期。为了让柯奶奶在最后的日子里过得舒心，家属聘请了养老服务人员小罗照护柯奶奶。

【实施流程】

（1）学生自由分组，每组 2 人。

（2）根据任务背景，一名学生扮演柯奶奶，一名学生扮演小罗，模拟小罗与柯奶奶沟通的情景。

（3）教师随机选择几组上台表演，并进行评价。

【实施记录】

根据任务实施情况填写表 5-5。

表 5-5　任务实施记录表

<table>
<tr><td>班级</td><td></td><td>组号</td><td></td><td>指导教师</td><td></td></tr>
<tr><td rowspan="3">小组成员</td><td>姓名</td><td>学号</td><td colspan="3">任务分工</td></tr>
<tr><td></td><td></td><td colspan="3"></td></tr>
<tr><td></td><td></td><td colspan="3"></td></tr>
<tr><td rowspan="2">沟通技巧运用</td><td>自我评价</td><td colspan="4"></td></tr>
<tr><td>组员评价</td><td colspan="4"></td></tr>
<tr><td>活动心得</td><td colspan="5"></td></tr>
</table>

学习成果自测

1. 填空题

（1）视力障碍是指＿＿＿＿＿＿＿＿（包括远视力和近视力）减退或丧失的病理现象。

（2）使用＿＿＿＿＿＿＿＿＿＿有助于提高与听力障碍老年人沟通的准确性。对于有识字能力的听力障碍老年人，养老服务人员可以使用写字板、纸和笔与其沟通。

（3）患＿＿＿＿＿＿＿＿＿、精神分裂症等疾病的老年人常常会出现严重的认知障碍。

（4）＿＿＿＿＿＿＿＿的精神症状包括情绪低落、兴趣减退、愉快感缺乏等。

（5）临终老年人的心理变化一般可分为五个阶段，依次为否认期、愤怒期、协议期、忧郁期、＿＿＿＿＿＿＿＿。

2. 选择题

（1）下列关于与视力障碍老年人沟通的说法，正确的是（　　）。

A. 在与失明老年人沟通时，养老服务人员要多使用视觉性辅助器具

B. 养老服务人员应将常用的物品放在视力障碍老年人习惯、便于拿到的地方，且要经常改变物品的摆放位置

C. 养老服务人员应在距离视力障碍老年人约一米远时大声疾呼，表明自己的身份

D. 在视力障碍老年人参加活动时，养老服务人员要向视力障碍老年人简要介绍活动情况，并请在场的主要人员做自我介绍

（2）下列关于与听力障碍老年人沟通的说法，不正确的是（　　）。

A. 在面积较大的场所（如会议室、礼堂）中与听力障碍老年人沟通时，可配备扩音器、喇叭等工具

B. 与听力障碍老年人沟通时，音量越大越好

C. 与听力障碍老年人沟通时，养老服务人员要清晰地说明沟通主题

D. 养老服务人员可以选择在安静的居室内与听力障碍老年人沟通

（3）某认知障碍老年人怀疑有人偷了他的钱包时，护理员应该说（　　）。

A. “呀，您的钱包丢了？我和您一起找找吧。”

B. “这里很安全，您的钱包不会丢的。”

C.“这里没人偷东西。”

D.“您记错了吧？”

（4）下列选项中，运用了聚焦技巧的是（　　）。

A.“您刚刚的意思是，您与家人关系紧张，对吗？”

B.“您提到了您与家人关系紧张，您还有其他需要补充的吗？”

C.“您提到了许多问题，请您详细说说与家人关系紧张这个问题。”

D.“关于您与家人关系紧张这个问题，我建议您组织一次家庭活动。”

（5）与临终老年人沟通时，下列行为不恰当的是（　　）。

A．理解临终老年人的心理需求

B．适当与临终老年人进行肢体接触

C．尽量满足临终老年人的合理意愿

D．矫正临终老年人否认期的言行

3．简答题

（1）简述为视力障碍老年人引路时的沟通技巧。

（2）简述与听力障碍老年人沟通的技巧。

（3）简述与认知障碍老年人沟通的原则。

（4）简述与心理障碍老年人沟通的影响性技巧。

（5）简述与愤怒期的临终老年人沟通的技巧。

学习成果评价

请进行学习成果评价，并将评价结果填入表 5-6 中。

表 5-6　学习成果评价表

<table>
<tr><td>班级</td><td></td><td>组号</td><td></td><td>日期</td><td></td></tr>
<tr><td>姓名</td><td></td><td>学号</td><td></td><td>指导教师</td><td></td></tr>
<tr><td>项目名称</td><td colspan="5">与特殊老年人沟通的技巧</td></tr>
<tr><td>评价项目</td><td colspan="2">评价内容</td><td>分值</td><td>自我评分</td><td>教师评分</td></tr>
<tr><td rowspan="5">理论知识（40%）</td><td colspan="2">与视力障碍老年人沟通的相关内容</td><td>8</td><td></td><td></td></tr>
<tr><td colspan="2">与听力障碍老年人沟通的相关内容</td><td>8</td><td></td><td></td></tr>
<tr><td colspan="2">与认知障碍老年人沟通的相关内容</td><td>8</td><td></td><td></td></tr>
<tr><td colspan="2">与心理障碍老年人沟通的相关内容</td><td>8</td><td></td><td></td></tr>
<tr><td colspan="2">与临终老年人沟通的相关内容</td><td>8</td><td></td><td></td></tr>
<tr><td rowspan="3">实践技能（40%）</td><td colspan="2">能够提高与视力障碍、听力障碍老年人的沟通效果</td><td>15</td><td></td><td></td></tr>
<tr><td colspan="2">能够与认知障碍老年人、心理障碍老年人有效沟通</td><td>15</td><td></td><td></td></tr>
<tr><td colspan="2">能够与处于不同心理阶段的临终老年人沟通</td><td>10</td><td></td><td></td></tr>
<tr><td rowspan="4">综合素养（20%）</td><td colspan="2">积极参加学习活动，主动学习、思考、讨论</td><td>5</td><td></td><td></td></tr>
<tr><td colspan="2">具备良好的沟通态度</td><td>5</td><td></td><td></td></tr>
<tr><td colspan="2">培养认真负责、严谨务实的职业素养</td><td>5</td><td></td><td></td></tr>
<tr><td colspan="2">培养尊老敬老、孝老爱亲、爱岗敬业的品质，增强服务意识</td><td>5</td><td></td><td></td></tr>
<tr><td colspan="3">合计</td><td>100</td><td></td><td></td></tr>
<tr><td colspan="3">总分（自我评分×40%+教师评分×60%）</td><td colspan="3"></td></tr>
<tr><td>自我评价</td><td colspan="5"></td></tr>
<tr><td>教师评价</td><td colspan="5"></td></tr>
</table>

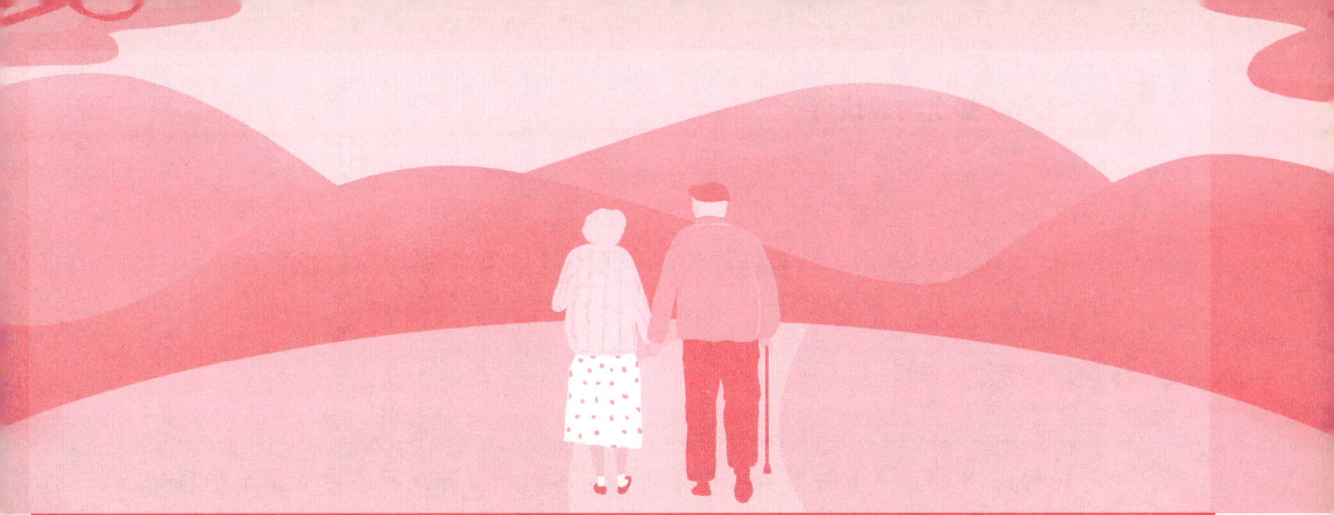

项目六 居家社区养老服务沟通技巧

项目引言

居家社区养老是我国老年人主流的养老模式。在该模式中，老年人居住在家中，经常需要养老服务人员上门提供各种服务。为了提高服务质量，养老服务人员应掌握相应的上门服务沟通技巧。此外，一些空巢老人由于身边没有子女照顾，生活更加不便，也更容易产生孤独、焦虑等消极情绪，养老服务人员还应掌握与空巢老人沟通的技巧，以更好地满足他们的需求。

知识目标

- 了解居家社区养老服务的定义、内容和形式。
- 掌握居家社区养老上门服务沟通技巧和注意事项。
- 了解空巢老人的身心状态。
- 掌握与空巢老人沟通的技巧和注意事项。

素质目标

- 培养爱老、助老的优良品质，积极、主动地关心老年人。
- 弘扬尊老、敬老的传统美德，在沟通中体现对老年人的尊重和敬爱。

任务一　与居家社区养老老年人沟通

任务导入

陈奶奶，78岁，患有关节炎、糖尿病等疾病。社区养老服务中心指派护理员小李定期上门为陈奶奶提供生活照料、健康管理、精神慰藉等服务。

小李敲响了陈奶奶的家门。“陈奶奶，早上好。”一进门，小李就热络地和陈奶奶打招呼，陈奶奶也满脸笑容地回应。

“我今天来为您量血压，并帮您打扫卫生。”小李放下工作包，向陈奶奶说明今天的服务内容。陈奶奶点点头，说：“那麻烦你了。”

“您每天都按时吃药了吗？吃药之后有没有觉得哪儿不舒服？”小李一边为陈奶奶量血压，一边询问她的用药情况。陈奶奶回答道：“我每天都按时吃药，吃药之后感觉好多了。”

量完血压后，小李笑着对陈奶奶说：“陈奶奶，您的血压很正常，继续保持就行了。这两天天气暖和，您可以去院子里晒晒太阳。您要是愿意，我帮您拿把椅子到院子里去。”陈奶奶说：“好啊，小李，那就谢谢你了。我一个人住了好多年，你一来，我就感觉家里热闹多了。”

思考：

（1）什么是居家社区养老服务？

（2）护理员上门服务时应掌握哪些沟通技巧？

一、居家社区养老服务概述

（一）居家社区养老服务的定义

居家社区养老服务是指以家庭养老为核心，社区服务为依托，专业化服务为依靠，通过政府扶持、社会参与、市场运作，向居家老年人提供生活照料、基础照护、健康管理、探访关爱等服务的养老服务。居家社区养老服务是对传统家庭养老模式的补充和创新，更能满足老年人的心理需求，也更符合我国人口老龄化的现状。

（二）居家社区养老服务的内容

根据居家社区养老服务的相关国家标准和地方性法规、地方标准，居家社区养老服务的内容主要包括以下几个方面。

1．生活照料服务

生活照料服务主要包括以下几个方面：① 助餐服务，如协助老年人订餐，为老年人上门送餐、上门烹饪等；② 助浴服务，如为老年人上门助浴，协助老年人前往助浴点进行身体清洁等；③ 助洁服务，如协助老年人洗漱、理发、剃须、剪指（趾）甲，为老年人进行居家清洁（见图 6-1）、衣物洗涤、物品整理等；④ 助行服务，如协助老年人行走，陪同老年人外出等；⑤ 助医服务，如陪同老年人就医等；⑥ 助急服务，如为老年人提供紧急呼叫受理、紧急转介等。

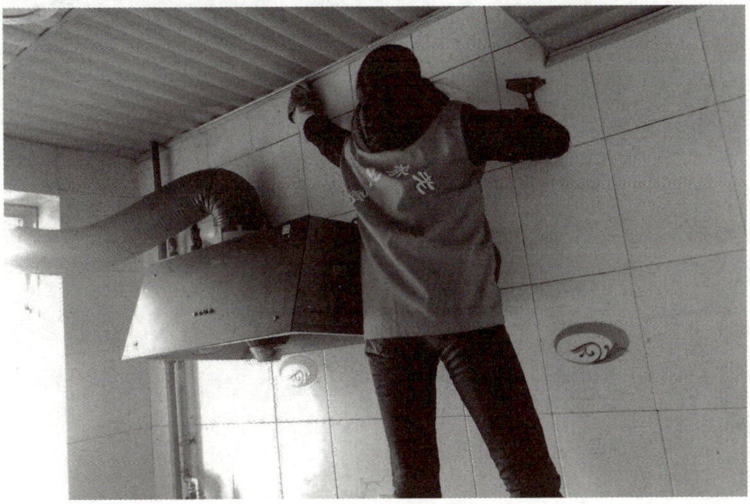

图 6-1　居家清洁

2．基础照护服务

基础照护服务主要包括以下几个方面：① 生活照护，如协助老年人穿（脱）衣，为老年人提供饮食照护、睡眠照护等；② 排泄护理，如为老年人提供排尿护理、排便护理、排气护理等；③ 护理协助，如为老年人进行保暖和物理降温，协助老年人翻身等；④ 用药照护，如提醒、指导老年人用药，观察老年人用药后的不良反应等；⑤ 康复护理，如对老年人进行康复评估，制订老年人康复计划，指导老年人进行康复训练、使用辅助器具等。

3．健康管理服务

健康管理服务主要包括以下几个方面：① 信息采集，如采集老年人体检信息、既往病史信息，建立老年人健康档案等；② 健康监测（见图 6-2），如监测老年人的体温、体重、血压、呼吸、心率、血糖等；③ 健康咨询，如为老年人提供疾病预防、膳食营养、康复保健等方面的指导；④ 健康干预，如制订老年人健康干预方案，为老年人的生活起居、慢性疾病调理等提供干预服务。

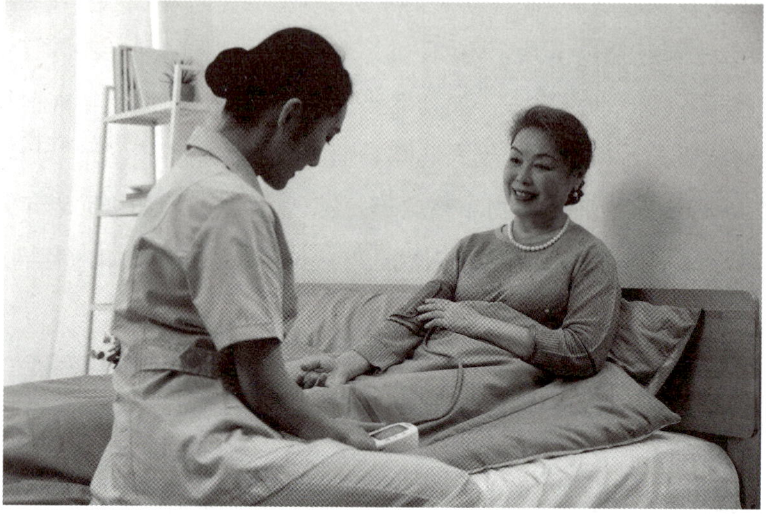

图 6-2 健康监测

4. 探访关爱服务

探访关爱服务主要包括以下几个方面：① 上门探访，如上门了解老年人的健康状况、精神状况、安全状况、卫生状况、居住环境、服务需求等；② 应急处置，如处理老年人的电话呼叫、紧急求助等。

5. 精神慰藉服务

精神慰藉服务主要包括以下几个方面：① 陪伴支持，如定期协助有意愿的老年人外出活动等；② 情绪疏导，如与老年人谈心，耐心倾听老年人的诉说等；③ 心理慰藉，如通过心理健康教育、心理干预手段调节老年人的心理状态等。

6. 委托代办服务

委托代办服务主要包括以下几个方面：① 代购服务，如为老年人购买日常生活用品、订车票、预约车辆等；② 代办服务，如为老年人取送信函、文件和其他物品，帮助老年人申请法律援助、救助服务等；③ 代缴服务，如为老年人缴纳水费、电费、燃气费、通信费等。

7. 适老化改造服务

适老化改造服务主要包括以下几个方面：① 环境评估，如评估老年人家庭生活环境和改造需求，根据评估结果确定改造方案等；② 基础改造，如防滑、防摔、防走失等的物理环境改造，配置相关设备与用品等；③ 专项改造，如根据不同老年人的需求和环境要求进行物理环境改造，智能家居产品的配置安装和使用指导等。

8．文化体育服务

文化体育服务主要包括以下几个方面：① 文化教育服务，如提供适宜老年人阅读的报刊书籍，开办老年课堂等；② 体育休闲服务，如协助老年人参加安全、有意义的体育休闲活动（见图 6-3）等。

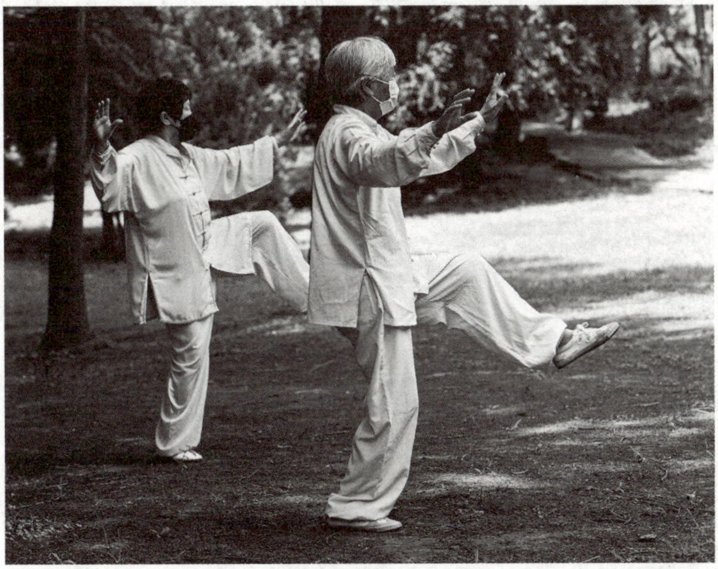

图 6-3　体育休闲活动

9．慈善救助服务

慈善救助服务主要包括联合志愿者社团、公益机构等组织为老年人提供慈善救助。

（三）居家社区养老服务的形式

当前，常见的居家社区养老服务的形式有以下几种：

（1）政府购买服务，即政府为符合条件的老年人购买特定居家社区养老服务。

（2）自行购买服务，即老年人或老年人的家属根据需求购买特定居家社区养老服务。

（3）志愿服务，即由公益机构、志愿者等为老年人提供居家社区养老服务。

（4）互助养老服务，即通过结对帮扶、邻里互助等方式为老年人提供居家社区养老服务。

（5）“物业服务+养老服务”，即由物业服务企业为老年人提供居家社区养老服务，如适老化改造服务等。

敬老爱老

居家社区养老服务新形式

在拉萨市城关区有一家特别的餐馆，老年人可以在这里就餐、喝茶、休闲娱乐，还有医生为他们做健康检查。这家餐馆是城关区的居家养老活动中心和配餐中心，由城关区某协会运营。该协会是在区民政局培育下成立的第一家本土社会组织，通过政府购买服务的形式，为区内的特困、低保老年人提供服务，主要服务内容为“五助”服务，即助医、助洁、助浴、助餐、助急服务。自成立并开展服务以来，该协会得到了受助老年人的一致好评。

“2021 年，我生病住院一个多月，协会每天都派人陪护我，陪我聊天，帮助我做饭、洗衣服，照顾得十分周到。我出院后，他们也经常来我家里帮我洗衣服、打扫卫生。”一位老年人说。

该协会的养老服务人员大部分为社区群众，经过培训后上岗，熟悉的面孔使老年人感到格外亲切。为了让老年人在家就能享受到便利的服务，该协会对老年人的基本信息、服务需求信息等进行了整理，形成了一本厚厚的档案册。每日，养老服务人员都会根据老年人的需求逐户服务到家。

（摘编自：范江英，《城关区：发展培育本土社会组织 探索居家养老工作新模式》，《拉萨日报》，2022 年 5 月 25 日）

二、居家社区养老上门服务沟通技巧

居家社区养老上门服务主要包括预约、入户、开展服务和结束服务等阶段。在不同阶段，养老服务人员需要掌握不同的沟通技巧。

（一）预约时的沟通技巧

在开展居家社区养老上门服务前，老年人或其家属需要通过电话、网络等进行预约，或者养老服务人员需要与老年人或其家属进行预约，明确服务相关事项。在预约过程中，养老服务人员需做到以下几点：

（1）主动介绍服务内容、服务步骤、护理员的资质和经验等，以增进老年人或其家属对居家社区养老服务的了解。

（2）主动询问老年人的身心状况，如是否有慢性疾病、行动是否便利等，并根据老年人或其家属的回答，询问老年人的具体服务需求，如是否有生活照料、基础照护、精神慰藉等方面的服务需求。

（3）在老年人或其家属选定服务后，与老年人或其家属确认服务时间、服务地点、注意事项等。

（二）入户时的沟通技巧

（1）到达老年人的住所后，养老服务人员应先敲门或按门铃，耐心地等待回应。如初次敲门或按门铃后无人应答，可再次敲门或按门铃，切忌不停地按门铃、砸门、踢门或在门外大声呼叫。

（2）开门后，养老服务人员应主动、热情地问候老年人及其家属。如果人比较多，养老服务人员可以用“早上好”“大家好”等笼统的语句问候所有人，也可以遵循先长后幼或先近后远的顺序逐一问候。如果是第一次为老年人提供上门服务，养老服务人员还应简单地介绍自己，如说“我叫王××，是社区养老服务中心的护理员，您可以叫我小王，很高兴为您服务”。在问候时，养老服务人员应自然大方，面带微笑。

小贴士

入户时，养老服务人员应换拖鞋或穿鞋套，将帽子、雨具、服务工具等物品放在指定位置。注意举止得体，未经允许不得独自参观房间或乱动老年人的物品。

（三）开展服务时的沟通技巧

（1）提前告知老年人服务内容，并说明服务过程中的潜在风险和注意事项，征得老年人同意后再开展服务。

（2）使用简单、易懂的语言，可以用举例、打比方等方式来解释服务内容或注意事项，以使老年人更好地配合服务。

（3）适时询问老年人的感受或意见，并细心观察老年人的面部表情、动作等，如果老年人对服务不满意或有意见，应及时调整服务方式，确保服务质量。

（4）适时给予老年人正向反馈，如感谢他们的配合、信任，以提高老年人的积极性，提升他们的服务满意度。

（5）对于老年人提出的问题，应及时回应并解释清楚。如果遇到不确定或不了解的问题，养老服务人员应在了解清楚后再次与老年人沟通。

（四）结束服务时的沟通技巧

（1）提前告知老年人服务即将结束，让老年人做好心理准备。如有必要，可以简要回顾本次服务的内容。

（2）主动询问老年人对本次服务的满意程度和意见，为改进服务提供依据。养老服务人员可以提出开放式问题，如“您觉得这次服务怎么样？”“您对这次服务的哪些方面感到特别满意/不满意？”等，以引导老年人表达自己的想法。

（3）服务结束后，应让老年人或其家属通过签字（见图 6-4）、录音等方式完成服务验收，便于日后追溯。

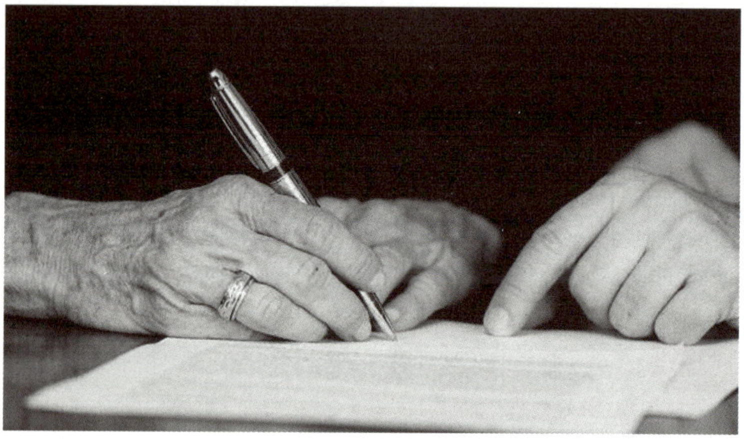

图 6-4　签字

（4）礼貌地向老年人及其家属告别。在向老年人告别时，养老服务人员可以说：“爷爷/奶奶，今天的服务结束了，感谢您的配合。祝您身体健康，生活愉快，下次再见！”在向老年人的家属告别时，养老服务人员可以说：“感谢您支持我的工作，如果以后有任何关于照顾老年人的问题或者需要进一步的服务，都可以和我联系。”如果老年人及其家属挽留养老服务人员，养老服务人员要感谢他们对自己的信任和喜爱，同时告诉他们自己的工作职责和时间安排，说明自己不能长时间逗留的原因。

敬老爱老

护理员上门服务失能老年人

“余奶奶，我来为您服务了，您今天气色不错。”走进余奶奶家中，护理员小张爽朗地向余奶奶打招呼。

"好！好！"余奶奶断断续续地说。几年前，余奶奶因病瘫痪，之后就长期卧床，生活不能自理，一直由其子女照顾。根据相关规定，余奶奶符合条件，可以享受一定的免费上门照护服务。于是，每隔一天，护理员小张就会到余奶奶家里为其提供服务。

"前面都擦完了，我们翻个身，再擦一擦后背，防止压疮。"小张一边说一边忙着给余奶奶翻身。由于余奶奶身体弱，又怕冷，房间里只开了风扇，比较闷热，小张忙完时已是满头大汗。给余奶奶擦完背，换完尿不湿，小张拿出毛巾擦着汗，然后拿起水杯，大口大口地喝起水来。

照顾余奶奶一年了，小张逐渐摸索出了服务老年人的技巧。小张说："老小老小，老年人就像小孩子，需要照顾和关爱，他们有时比较任性、固执，需要人'哄'。跟他们说话时，还要特别注意声音大小、语速快慢。"

这一年，小张主要为余奶奶提供清洁照料、饮食照料、排泄照料、病情观察、心理安慰、康复照护等服务。在小张的专业护理下，余奶奶的身体状况有了好转。

"相处久了，我跟余奶奶都有感情了。每次我要离开的时候，她都拉着我的手，不让我走。只要岗位不变，我就会一直陪着余奶奶。"小张动情地说。

（摘编自：马道军，《高温天养老护理员上门服务失能老人，"每到一家，擦汗毛巾都能拧出水"》，南报网，2022 年 7 月 14 日）

三、居家社区养老上门服务沟通的注意事项

（1）上门服务时，养老服务人员应做到仪表整洁、着装得体，以展示专业形象，增强老年人的信任感。

（2）注意保护老年人的隐私，不向他人泄露老年人的个人信息。

（3）在沟通过程中，秉持诚信原则。如实介绍服务效果，不夸大其词，不隐瞒服务的潜在风险。不利用老年人的信任进行任何不当行为，如私自增加服务项目、提高服务费用等。

（4）上门服务过程中可能会遇到各种突发情况，此时养老服务人员应保持冷静、灵活应对，及时安抚老年人的情绪，调整服务策略。

任务实施

居家社区养老上门服务沟通情景模拟

【任务背景】

案例一：辛奶奶，85岁，患有高血压病、糖尿病等慢性疾病，突发脑出血后，便瘫痪在床。辛奶奶的女儿工作繁忙，无法时刻照顾辛奶奶，便拨通了社区养老服务中心的电话，准备预约上门服务。养老服务人员小周接听了电话。

案例二：曹爷爷，70岁，独居。一天外出时，曹爷爷不慎摔倒，腿部骨折。由于无法自行买菜、做饭，曹爷爷便在社区养老服务中心预约了助餐服务。养老服务人员小周上门为曹爷爷提供服务。

【实施流程】

（1）学生自由分组，每组3人。

（2）根据任务背景，一名学生扮演辛奶奶的女儿，一名学生扮演曹爷爷，一名学生扮演小周，分别模拟小周接听辛奶奶女儿的电话、为曹爷爷提供助餐服务的情景。

（3）教师随机选择几组上台表演，并进行评价。

【实施记录】

根据任务实施情况填写表6-1。

表6-1　任务实施记录表

<table>
<tr><td>班级</td><td></td><td>组号</td><td></td><td>指导教师</td><td></td></tr>
<tr><td rowspan="4">小组成员</td><td>姓名</td><td>学号</td><td colspan="3">任务分工</td></tr>
<tr><td></td><td></td><td colspan="3"></td></tr>
<tr><td></td><td></td><td colspan="3"></td></tr>
<tr><td></td><td></td><td colspan="3"></td></tr>
<tr><td rowspan="2">沟通技巧运用</td><td>自我评价</td><td colspan="4"></td></tr>
<tr><td>组员评价</td><td colspan="4"></td></tr>
<tr><td>活动心得</td><td colspan="5"></td></tr>
</table>

任务二　与空巢老人沟通

任务导入

魏奶奶中年离异后，一个人将女儿抚养长大，和女儿的关系特别亲近。魏奶奶的女儿结婚后便去了外地生活，既要工作又要经营自己的家庭，十分忙碌，很少来看望魏奶奶。

魏奶奶和女儿一起生活了几十年，早已习惯了女儿陪伴在身边的日子，现在突然失去女儿的陪伴，她感到十分不习惯，加上退休后社交活动骤然减少，魏奶奶时常感到孤独。社区养老服务人员小吴上门探访时，发现魏奶奶情绪低落，不愿意与自己沟通。

思考：

（1）魏奶奶有哪些心理特征？

（2）小吴应如何与魏奶奶沟通？

一、空巢老人的身心状态

空巢老人是指没有子女照顾，单独居住或夫妻共同居住的老人。随着社会经济的发展，家庭结构小型化，人口预期寿命延长，空巢老人日益增多。

随着年龄增长，空巢老人身体机能逐渐下降，自理能力也随之下降。由于没有子女照顾，他们在去医院看病、出门买菜等事项上存在困难。有的高龄空巢老人甚至难以独立完成吃饭、穿衣、洗澡等日常活动，需要他人全天候照顾。

从心理层面来看，空巢老人普遍感到孤独、焦虑。子女是老年人重要的精神支柱，他们离家后老年人会感到孤独。对于社交活动较少或者没有社交活动的空巢老人来说，孤独感会更加明显。由于子女不在身边，空巢老人常常会觉得遇到困难时无人可以依靠，更容易为自身的健康状况、经济状况、养老问题等感到焦虑。

二、与空巢老人沟通的技巧

（一）注意沟通内容

（1）引导空巢老人正确认识空巢现象，使他们理解空巢现象是子女成长和独立的结果，也是现代家庭的常见状态。如果因子女离家，空巢老人为养老问题感到担忧，养老服务人员可以向空巢老人介绍居家社区养老、机构养老等养老模式，缓解空巢老人对养老问题的焦虑情绪。

（2）了解空巢老人的经历、职业等，并以此为切入点与他们沟通。例如，如果空巢老人曾经从事教育工作，养老服务人员可以与其讨论关于教育的话题，让其分享一些教育心得或故事。

（3）了解空巢老人的身体情况和兴趣爱好，建议他们适当参加相关活动，如体育活动、绘画活动、书法活动（见图 6-5）等。

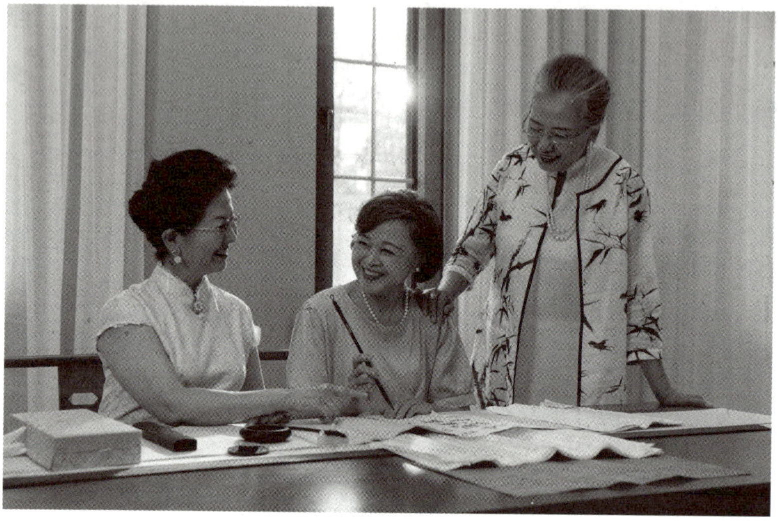

图 6-5　书法活动

（二）经常沟通

养老服务人员需要经常通过打电话、发信息或上门探访等方式与空巢老人沟通。经常沟通不仅有助于养老服务人员及时了解空巢老人的身体情况、生活状况等，还能让养老服务人员与空巢老人建立信任关系，使空巢老人感到自己被重视、被关心。

（三）耐心倾听

空巢老人有向他人倾诉的需求，但苦于身边没有子女可以倾诉。养老服务人员要关注空巢老人的倾诉需求，耐心倾听，做空巢老人的忠实听众。在倾听过程中，避免打断或急于给出建议，应该给予空巢老人充分的时间来表达自己的想法和感受，并适时通过点头、微笑等回应空巢老人。

（四）协助空巢老人与子女沟通

（1）及时将空巢老人的情况告知他们的子女，建议子女积极主动与父母沟通。例如，养老服务人员可以对空巢老人的子女说“王先生，您母亲最近感冒了，精神一直不太好。您多跟她聊聊天，她肯定会很开心。”“最近李爷爷总念叨您，经常说起您小时候的事，他希望您多给他打电话，聊聊您的生活。”等。

（2）指导空巢老人使用智能手机，帮助他们通过语音聊天、视频通话等方式与子女沟通。

小贴士

必要时，养老服务人员需要调节空巢老人与子女之间的矛盾。当空巢老人与子女出现矛盾时，养老服务人员可以分别了解空巢老人及其子女的想法，引导双方互相尊重、适度让步，以解决矛盾。

（五）引导空巢老人加强邻里沟通

俗话说：“远亲不如近邻。”加强邻里沟通，有助于缓解空巢老人的孤独感，丰富空巢老人的社交生活。此外，邻居之间相互照应，还可以帮助空巢老人解决生活中的问题，有助于提高空巢老人的生活质量。

养老服务人员要引导空巢老人在日常生活中多与邻居沟通，帮助空巢老人与邻居建立联系。例如，引导空巢老人与邻居打招呼、聊天，或在小区内与邻居一起下棋（见图6-6）、锻炼等。养老服务人员可以收集社区内空巢老人的信息，让空巢老人们日常多联系，还可以联系社区内的志愿者，为空巢老人提供服务。

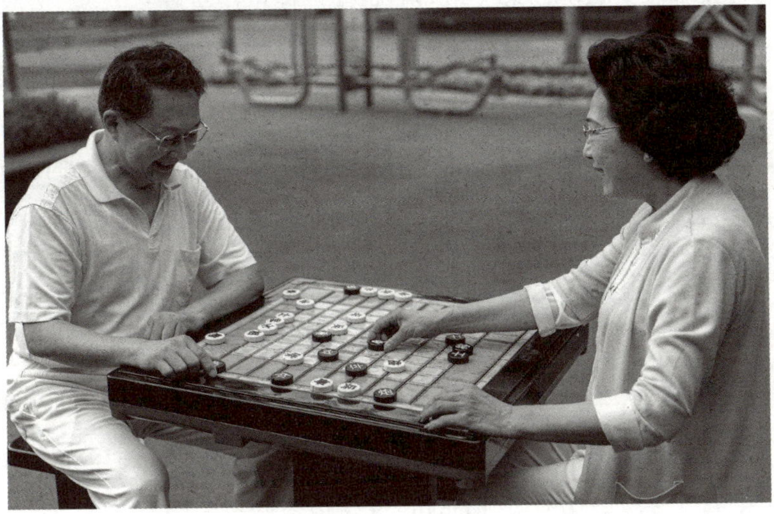

图6-6　下棋

敬老爱老

为空巢老人庆祝生日

“李奶奶，您在家吗？我是小赵，我和志愿者一起来为您过生日了。”兰州市张掖路街道大众巷社区网格员小赵和三名志愿者带着生日蛋糕和包好的饺子来到李奶奶家里，陪她一起吹蜡烛、切蛋糕，还陪李奶奶聊天，询问她的身体情况和生活状况。

李奶奶经济条件不错，物质需求都能得到满足，但是唯一的孩子不在身边，情感的缺失让她感到非常孤独。对于李奶奶来说，这个生日意义非凡。

“好多年都没过生日了，今天看着大家为我点蜡烛、切蛋糕、唱生日祝福歌，我感受到了久违的温暖，谢谢你们惦记着我。”李奶奶拉着他们的手，连连道谢。

（摘编自：王聪，《养老更“享老” 空巢不“空心”——兰州市张掖路街道用心用情守护独居老人》，新甘肃，2024 年 2 月 26 日）

三、与空巢老人沟通的注意事项

如何缓解老年人节后“空巢”综合征

（一）避免主动谈论敏感话题

在与空巢老人沟通时，养老服务人员应避免主动谈论让空巢老人敏感的话题，如丧失亲人的痛苦、经济状况的变化等，以免加重他们的心理负担。

如果空巢老人主动提及敏感话题，养老服务人员应耐心倾听，对他们表示理解和尊重，并尽可能提供一些合理建议。需要注意的是，养老服务人员不要主动追问相关细节，以免给空巢老人带来伤害。

（二）关注空巢老人的节后综合征

节后综合征是指人们在节日后出现的各种生理或心理问题。节日（如春节、中秋节等）期间，家人都在身边（见图 6-7），空巢老人感受到了家庭的温暖，但节日后这种温暖的氛围突然消失，使空巢老人容易出现节后综合征，变得情绪低落、精神萎靡等。

在节日后，养老服务人员要加强与空巢老人的联系，及时上门走访，关注空巢老人的情绪和行为变化，鼓励空巢老人与他人沟通，帮助空巢老人尽快回归正常生活。

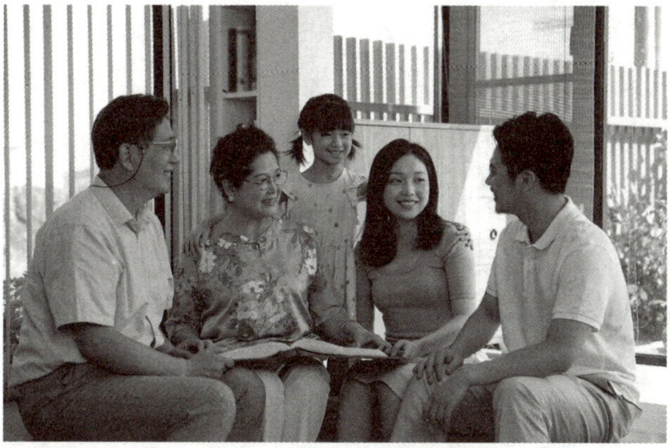

图 6-7　家人都在身边

敬老爱老

护理员帮助老年人度过节后“孤独期”

国庆节刚过，某社区养老服务中心的护理员就敲响了空巢老人的家门，陪着空巢老人聊天，帮助空巢老人度过节后“孤独期”。

76 岁的陈爷爷平时独居，子女都在外地工作，并各自安了家。陈爷爷的老伴去世后，子女想把父亲接到身边居住，可陈爷爷比较执拗，说对老地方有感情，不愿离开。

国庆节期间，儿子、女儿带着孙子、外孙女回来探望陈爷爷。小孩子嬉笑打闹，子女嘘寒问暖，把陈爷爷乐坏了。假期结束，孩子们都走了，再回来要等到春节。热闹的氛围骤然淡去，陈爷爷一时适应不了，吃饭没胃口，也不想出门了。“一下子人都走了，家里又只有我一个人了，空荡荡的。”陈爷爷说。

“陈爷爷，我陪您到院子里走一圈吧。”护理员小赵来了，陪着陈爷爷在院子里散步、聊天。没多久，陈爷爷和小赵碰到几位老邻居，大伙聚在一起，陈爷爷的话也多了起来。小赵发现陈爷爷的情绪逐渐好转，这才放下心来。

任务实施

采访空巢老人

【实施流程】

（1）3～4 人一组，从中选出一名组长，由组长负责本次任务实施的组织工作。

（2）每组选择一位空巢老人，了解这位老年人的人生经历、生活状况、生活中存在的困难等。各小组成员在采访过程中要注意运用学到的沟通技巧，并将采访过程以文字、音频或视频形式记录下来。

（3）组长提交采访报告、音频或视频文件，主讲教师进行点评。

【实施记录】

根据任务实施情况填写表 6-2。

表 6-2　任务实施记录表

<table>
<tr><td>班级</td><td></td><td>组号</td><td></td><td>指导教师</td><td></td></tr>
<tr><td rowspan="5">小组成员</td><td>姓名</td><td>学号</td><td colspan="3">任务分工</td></tr>
<tr><td></td><td></td><td colspan="3"></td></tr>
<tr><td></td><td></td><td colspan="3"></td></tr>
<tr><td></td><td></td><td colspan="3"></td></tr>
<tr><td></td><td></td><td colspan="3"></td></tr>
<tr><td>采访中遇到的问题及解决方法</td><td colspan="5"></td></tr>
<tr><td>活动心得</td><td colspan="5"></td></tr>
</table>

学习成果自测

1. 填空题

（1）居家社区养老服务是指以______________为核心，______________为依托，专业化服务为依靠，通过政府扶持、社会参与、市场运作，向居家老年人提供生活照料、基础照护、健康管理、探访关爱等服务的养老服务。

（2）生活照料服务主要包括助餐服务、______________、助洁服务、助行服务、助医服务、助急服务等。

（3）开门后，养老服务人员应主动、热情地问候老年人及其家属。如果人比较多，养老服务人员可以用“早上好”“大家好”等笼统的语句问候所有人，也可以遵循__________或先近后远的顺序逐一问候。

（4）从心理层面来看，空巢老人普遍感到__________、__________。

2. 选择题

（1）下列选项中，属于健康管理服务的是（　　）。

A．与老年人谈心　　B．协助老年人洗漱、理发

C．帮老年人测血糖　　D．帮老年人缴费

（2）养老服务人员在提供居家社区养老上门服务时，下列行为不恰当的是（　　）。

A．询问老年人的生活习惯，并配合老年人

B．在没征得老年人同意前，不乱翻老人的物品

C．失手损坏老年人的财物后偷偷隐瞒，装作不知道

D．爱护室内的所有物品

（3）下列关于居家社区养老上门服务沟通的说法，正确的是（　　）。

A．到达老年人的住所后，养老服务人员应先在门外大声呼喊老年人的名字

B．可以不告知老年人服务过程中的潜在风险

C．如果遇到不确定或不了解的问题，养老服务人员可以不回答老年人

D．提前告知老年人服务即将结束，让老年人做好心理准备

（4）下列关于与空巢老人沟通的说法，正确的是（　　）。

A．养老服务人员只需要在逢年过节时与空巢老人沟通

B．养老服务人员可以了解空巢老人的经历，并以此为切入点与他们沟通

C．养老服务人员不应介入空巢老人与子女之间

D．如果空巢老人主动提及敏感话题，养老服务人员可以追问相关细节

3. 简答题

（1）简述预约居家社区养老上门服务时的沟通技巧。

（2）简述开展居家社区养老上门服务时的沟通技巧。

（3）如何协助空巢老人与子女沟通？

（4）如何引导空巢老人加强邻里沟通？

学习成果评价

请进行学习成果评价，并将评价结果填入表 6-3 中。

表 6-3　学习成果评价表

班级		组号		日期	
姓名		学号		指导教师	
项目名称	居家社区养老服务沟通技巧				
评价项目	评价内容	分值	自我评分	教师评分	
理论知识（40%）	居家社区养老服务的定义、内容和形式	8			
	居家社区养老上门服务沟通技巧和注意事项	12			
	空巢老人的身心状态	5			
	与空巢老人沟通的技巧和注意事项	15			
实践技能（40%）	在提供居家社区养老服务时，能够与老年人有效沟通	20			
	能够恰当地与空巢老人沟通	20			
综合素养（20%）	积极参加学习活动，主动学习、思考、讨论	5			
	具备良好的沟通态度	5			
	培养认真负责、严谨务实的职业素养	5			
	培养尊老敬老、孝老爱亲、爱岗敬业的品质，增强服务意识	5			
合计		100			
总分（自我评分×40%+教师评分×60%）					
自我评价					
教师评价					

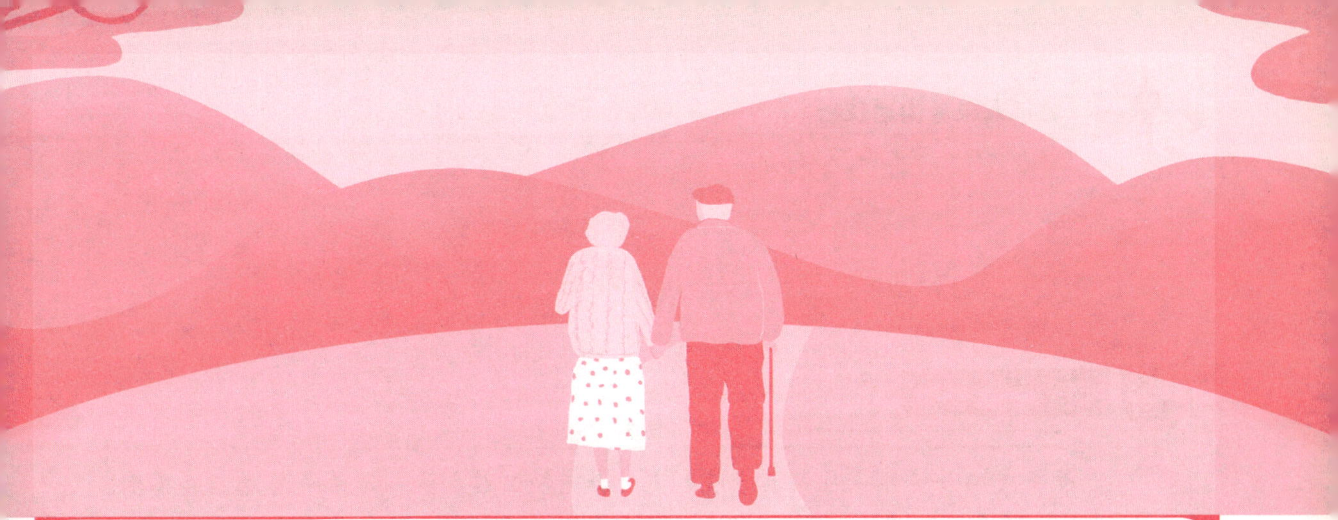

项目七
机构养老服务沟通技巧

项目引言

随着人口老龄化进程加深，我国养老机构蓬勃发展，老年人对机构养老服务的要求也越来越高。为了让机构养老老年人安享幸福晚年，养老服务人员应了解机构养老老年人的心理特征，掌握与机构养老老年人及其家属沟通的技巧，为机构养老老年人提供优质服务。

知识目标

- 了解机构养老服务的对象和内容。
- 掌握机构养老老年人的心理特征。
- 掌握与机构养老老年人沟通的技巧。
- 掌握与机构养老老年人的家属沟通的技巧。

素质目标

- 在与老年人及其家属沟通时，坚持诚信原则，提供真实、可靠的信息。
- 提高沟通的灵活性，以恰当的方式与老年人及其家属沟通。

任务一　与机构养老老年人沟通

任务导入

苏爷爷，74岁，刚入住某养老院。入住养老院的这几天，苏爷爷总是闷闷不乐，很少和护理员或其他老年人交流。某日，苏爷爷和护理员小李说自己想要回家。小李询问苏爷爷原因，苏爷爷说："菜太咸了，我吃不惯这里的菜；我喜欢看书，这里也没有我喜欢看的书……"

小李表示这些事情自己可以帮助苏爷爷协调解决，但苏爷爷依旧说想要回家。在小李耐心地劝慰下，苏爷爷终于说出了自己的真实想法："孩子们把我丢在养老院不管了，我不想在这里住，我想回去跟孩子们住。"

思考：

（1）苏爷爷有哪些心理特征？

（2）小李应如何与苏爷爷沟通？

一、机构养老服务概述

（一）机构养老服务的对象

机构养老服务是指由专业的养老机构为老年人提供的全天候、全方位的养老服务。机构养老服务的对象主要分为以下三类：

（1）能力完好老年人。能力完好老年人的精神状态、感知觉与沟通能力正常，日常生活可以自理。能力完好老年人选择入住养老机构，可能是因为想脱离独居的孤独环境，或不想影响子女的生活等。

（2）轻度失能和中度失能老年人。轻度失能和中度失能老年人的精神状态、感知觉与沟通能力不佳，日常生活需要他人指导、协助。

（3）重度失能和完全失能老年人。重度失能和完全失能老年人的感知觉与沟通能力严重受损，日常生活完全依赖他人。

（二）机构养老服务的内容

根据相关国家标准，机构养老服务的内容主要包括出入院服务、生活照料服务、膳食服务、清洁卫生服务、洗涤服务、医疗护理服务、文化娱乐服务、心理/精神支持服务、安宁服务等。

1．出入院服务

出入院服务的内容包括入院评估、入院手续办理、出院手续办理等。养老机构应建立入院评估制度，评估老年人的生理心理状况、服务需求等；协助老年人及相关第三方办理入院手续，并采集相关第三方的基本信息；当老年人出院时，协助老年人及相关第三方办理出院手续。

2．生活照料服务

生活照料服务的内容包括协助老年人饮食、起居、排泄、体位转移等。养老机构应提供 24 小时的生活照料服务。

为老年人制作膳食应遵循的原则

3．膳食服务

膳食服务的内容包括集体用餐服务（见图 7-1）和个人用餐服务等。养老机构应根据老年人的生理特点、身体状况、生活习惯等制定食谱。当老年人集体用餐时，应配备相应的养老服务人员协助。

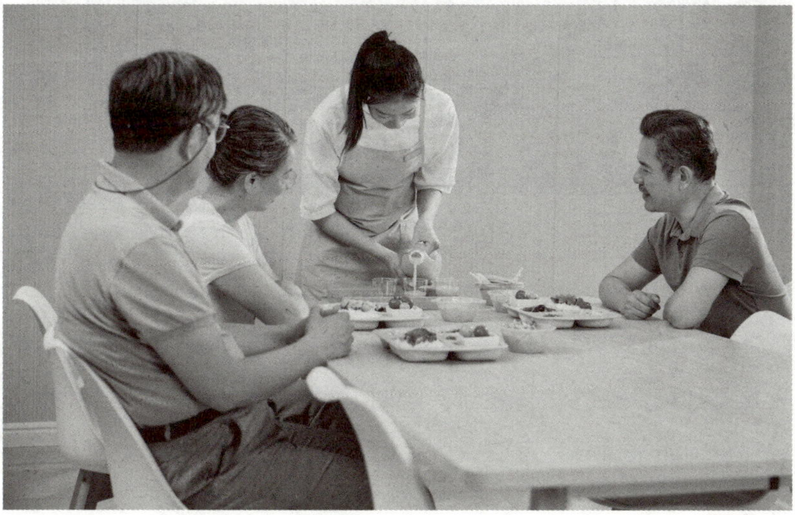

图 7-1　集体用餐服务

4．清洁卫生服务

清洁卫生服务的内容包括公共区域及老年人居室内的清洁等。养老服务人员应定期对公共区域及设施设备进行清洁和消毒，并每日清扫老年人居室，整理老年人的个人物品及生活用品等。

5. 洗涤服务

洗涤服务的内容包括老年人衣物、被褥等织物的收集、清洗、消毒等。养老机构应配备洗涤设备及固定的洗涤场所。

6. 医疗护理服务

医疗护理服务的内容包括常见病与多发病诊疗、健康指导、预防保健、康复护理、院内感染控制等。养老机构应对有需要的老年人提供护理服务，包括翻身、叩背、尿管管理等。

7. 文化娱乐服务

文化娱乐服务包括文化、体育、娱乐、节日及纪念日庆贺活动等。养老机构应当每日组织开展一项以上适合老年人生理、心理特点的文化娱乐活动（见图 7-2）。服务过程中，养老服务人员应密切关注老年人身体状况，确保老年人的安全。

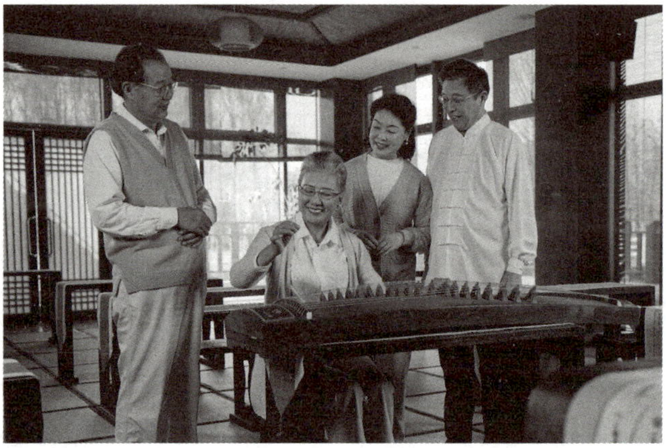

图 7-2 文化娱乐活动

8. 心理/精神支持服务

心理/精神支持服务的内容包括环境适应、情绪疏导、心理支持、危机干预等。养老机构应帮助老年人熟悉环境，融入集体生活；定期组织志愿者为老年人提供服务，促进老年人与外界社会接触；督促相关第三方定期探访老年人，与老年人保持联系。

敬老爱老

视频通话连接亲人，线上直播共庆佳节

每逢周四，广州市南沙区养老院的工作人员就会在老年人家属群发送预约通话链接。通话当天，工作人员会提前用专用手机联系老年人的家属，协助老年人和家属进行视频通话。

服务过程中，工作人员观察到手机屏幕较小，不利于老年人与家属沟通。于是，南沙区养老院推出电视屏幕视频沟通服务。一位老年人表示：“这项服务很好，我就像在和家属面对面聊天。”

工作人员还注重收集不同生活场景的影像资料，每周给老年人的家属发送照片或者视频，照片或视频的内容包括老年人吃饭、参加活动或和其他老年人聊天等的场景，以便家属了解老年人的近况。

春节将至，南沙区养老院开展迎春花市、团年饭等活动。为了让老年人的家属参与其中，表达对老年人的祝福，工作人员特意安排了线上直播互动。在团年饭活动中，工作人员和老年人表演了精彩的节目，活动现场氛围欢乐又喜庆。

（摘编自：《关爱服务不打烊，老人过节不孤单——南沙区养老院巧用互联网陪伴老人喜庆祥和过大年》，广州市南沙区人民政府官网，2022 年 1 月 30 日）

9．安宁服务

安宁服务的内容包括临终关怀、哀伤辅导、后事指导等。养老机构应帮助临终老年人安详、有尊严地度过生命终期。

二、机构养老老年人的心理特征

（1）被遗弃感。如果老年人被家属送入养老机构，但自身入住意愿不强，就容易产生被遗弃感。面对产生被遗弃感的老年人，养老服务人员要及时安抚他们，并引导他们与家属沟通，让他们感受到家属的关心和支持。

（2）焦虑感。老年人刚入住养老机构时，由于对周围的环境比较陌生，担心自己难以适应新生活，担心养老机构无法提供优质的服务等，容易产生焦虑感。对此，养老服务人员要保持耐心，对老年人进行心理疏导，用优质、贴心的服务打消老年人的顾虑。

（3）孤独感。入住养老机构后，离开了原有的社交圈，与亲人、朋友沟通减少，一些老年人会感到孤独。对此，养老服务人员要多关心老年人，引导他们与他人交流，多参加活动，以丰富他们的生活。

（4）自卑感。对许多老年人来说，入住养老机构意味着从“被需要”的角色转变为“被照顾”的角色，这种转变常常会让他们产生自卑感、无用感。对此，养老服务人员在沟通中要多肯定、赞美老年人，让老年人认识到自己的价值。

敬老爱老

敬老院里的"阳光聊天室"

在某敬老院内，有一间房间格外热闹，时不时传出老年人的笑声。这间房间是该敬老院的心理咨询室，也叫"阳光聊天室"。敬老院工作人员充分发挥"阳光聊天室"的作用，通过多种方式关心老年人，缓解老年人的焦虑、孤独情绪。

蒋爷爷因摔伤骨折，康复后行动能力大不如前，而且变得不愿与他人交流。工作人员便多次组织他与平时要好的几位老年人一起在"阳光聊天室"聊家常、追忆往事，逐渐让蒋爷爷从受伤的阴影中走了出来。

谭爷爷的家属好久没来探望他，这让谭爷爷产生了不满。谭爷爷说："他们都不要我了，因为我老了，对于他们来说是个累赘。"工作人员安慰谭爷爷："您别这么想，他们可能是工作太忙或临时有事才没来看您。"随后便安排谭爷爷通过电话聊天、视频聊天等方式加强与家属的交流，同时适当安排他到"阳光聊天室"与其他老年人聊天。

（摘编自：卜阳凡，《蓝山：敬老院里的"阳光聊天室"》，红网，2022 年 4 月 26 日）

三、与机构养老老年人沟通的技巧

（一）回答咨询问题时的沟通技巧

回答老年人咨询的问题时，养老服务人员应做到以下几点：① 保持耐心，回答重复的问题时切忌表现出不耐烦；② 详细解释，确保对方能理解；③ 坚持诚信原则，提供真实、准确的信息，不弄虚作假。养老服务人员回答老年人咨询的问题时的沟通技巧具体如下。

1．咨询养老机构的位置

当老年人咨询养老机构的位置时，养老服务人员应明确告知具体位置，并询问老年人当前的位置，为他们提供出行建议，如"您可以乘坐××路公交车或地铁××号线来我们这里，在××站下车"。如果乘坐公共交通工具无法到达养老机构，养老服务人员可以建议老年人搭乘出租车或让老年人的家属开车带其前往养老机构。

小贴士

养老服务人员可以添加老年人及其家属的微信号或 QQ 号，并发送位置链接，帮助他们了解养老机构的位置和周边交通情况。

2．咨询养老机构的收费标准

当老年人咨询养老机构的收费标准时，养老服务人员应用清晰、明了的语言解释收费项目和依据。例如，养老服务人员可以说："我们机构的收费项目包括床位费、护理费和餐费等。床位费根据房间类型和设施有所不同，护理费根据老年人的身体状况和所需的护理级别来确定，餐费根据餐饮成本计算。"

同时，养老服务人员还可以强调收费透明原则，如"收费项目都会明确列出，不存在任何隐形消费。在入住前，我们会与您签订服务协议，明确各项费用及支付方式"。此外，养老服务人员可以告诉他们相关的优惠活动信息和可选的支付方式。

3．咨询养老机构的资质

当老年人咨询养老机构的资质时，养老服务人员应如实回答，如"我们机构已经依法办理了登记和备案，取得了食品经营许可证等，是完全合法、合规的，在设施、服务、管理等方面都达到了国家标准"。

小贴士

如果老年人有入住意向，养老服务人员可安排老年人及其家属进行实地参观，以便他们更直观地了解养老机构的情况。

（二）引导老年人熟悉养老机构时的沟通技巧

老年人刚入住养老机构时，容易出现不适应的情况。对此，养老服务人员要增加沟通频次，引导新入住老年人熟悉养老机构，在沟通中具体应做到以下几点：

（1）主动介绍养老机构的环境、作息安排、文化娱乐活动安排等，带领新入住老年人参观养老机构（见图 7-3），让新入住老年人了解新的生活环境，缓解其在陌生环境中的焦虑感。

（2）主动介绍同住的老年人或临近居室的老年人，说明这些老年人的基本情况，如姓名、年龄、兴趣爱好等，以增进新入住老年人对其他老年人的了解，帮助新入住老年人建立初步的社交关系。

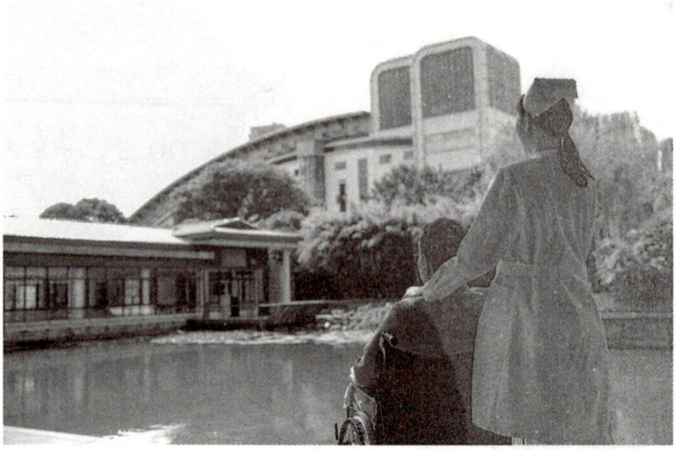

图 7-3　带领新入住老年人参观养老机构

（3）关注新入住老年人的情绪变化，耐心倾听他们的心声，为他们提供情感支持，并引导他们积极参加集体活动。

（4）关注新入住老年人的生活情况，确保新入住老年人在饮食、起居等方面得到妥善照顾。例如，养老服务人员可以询问新入住老年人："您在这里还吃得惯吗？对我们的餐食有什么建议吗？"如果老年人有特殊要求，养老服务人员应在老年人的食谱处注明。

敬老爱老

绽放青春　温暖夕阳

小扶刚进入福利院工作时，有老年人怀疑她能否胜任这份工作，说："你这么年轻，跟我孙女差不多大，会照顾人吗？"为了打消老年人的疑虑，小扶总是细心地照顾每一位老年人，为他们提供周到的服务。

某天，小扶发现刚入院的沈奶奶情绪低落，时不时往窗外看。看着沈奶奶心神不定的样子，小扶知道，沈奶奶这是还没有习惯新环境，想家了，只有让沈奶奶适应养老院的生活，融入这个大家庭，她才能有归属感。于是，小扶走近沈奶奶，温柔地说道："奶奶，我陪您到外面走走，熟悉一下环境好不好？"

征得沈奶奶同意后，小扶带着沈奶奶在院里散步，带她认识院内的其他老年人，并鼓励她参加院里组织的"银发课堂"，帮助她结交朋友。几天后，沈奶奶与其他老年人熟络了起来，情绪也逐渐好转，还培养了绘画这个爱好。

（三）日常服务沟通技巧

（1）在服务过程中，多询问老年人的想法。例如，养老服务人员可以说“您明天想吃什么？我去帮您跟厨师说。”“您今天想去哪里走走？”。

（2）在服务过程中，多询问老年人对服务的感受，并根据实际情况调整服务方式。例如，在为老年人按摩的过程中，养老服务人员应询问他们按摩力度是否适宜，然后根据老年人的回答调整力度。

（3）针对老年人的不同情绪选择不同的沟通方法。例如，当老年人产生被遗弃感时，养老服务人员可以做老年人的思想工作，对老年人说“您现在需要专人照顾，您儿子忙着工作，对您的照顾难免会有疏忽，所以才把您送来这里。他怎么会不要您呢？之前他还问我您最近身体怎么样……”。

（4）多运用赞美、说服技巧，鼓励老年人参加活动。例如，养老服务人员可以说：“爷爷/奶奶，马上要到春节了，院里准备开展春节活动，您字写得好，可以帮忙写对联吗？”

（四）处理老年人冲突时的沟通技巧

在集体生活中，老年人因性格、生活习惯等不同，难免会发生冲突（见图 7-4）。此时，养老服务人员应充当好调解员的角色，通过有效沟通，化解老年人之间的矛盾。

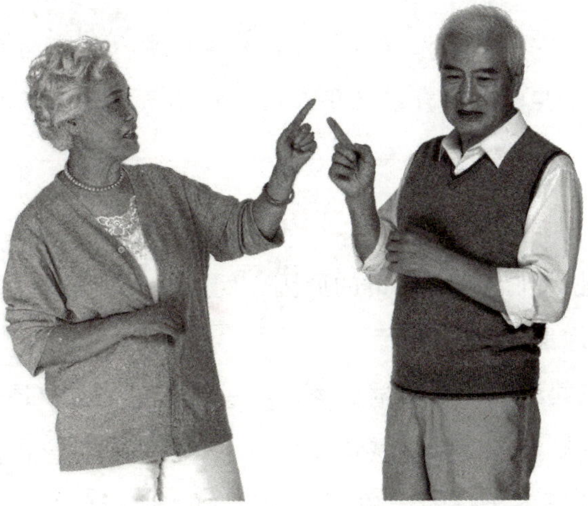

图 7-4　老年人发生冲突

下面以某养老院中沈爷爷与姜爷爷发生冲突这一事件为例，说明处理老年人冲突时的沟通技巧：

（1）及时安抚，稳定情绪。用温和的语言安抚双方，如说“两位爷爷，请先冷静一下，不要生气……”。需要注意的是，此时不宜过度追问冲突发生的过程，以免激化矛盾。

（2）分别沟通，耐心倾听。及时将双方分开，分别与他们沟通。在沟通过程中，应耐心地倾听老年人讲述事件发生的过程，了解双方的想法。

（3）消除误会，寻找解决方法。首先，分析发生冲突的原因，如说“您生气是因为姜爷爷看电视吵着您睡觉了吗？”“您觉得姜爷爷为什么看电视到很晚？”；然后，解释事情发生的原因，如说“姜爷爷最近总失眠，所以才看电视……”“沈爷爷被电视声音吵得睡不着，跟您说话的时候语气才重了些……”；最后，根据老年人的需求寻找解决方法，如说“我一会跟姜爷爷说，让他看电视时把声音调小一点儿，怎么样？您要是以后有什么不满，千万不要生气，要好好说……”“沈爷爷今天的态度确实差了点，他也承认是在气头上，以后会好好跟您说。不过，您以后睡不着想看电视时，还是要把电视声音调小一点儿……”。

（4）持续跟进，引导双方互相谅解。在此过程中，应及时向一方传达另一方的正向改变，改善双方的关系。例如，可以说：“沈爷爷，姜爷爷最近应该没有吵到您吧？上次我跟他说过之后，他就专门找我拿了几本书看。他每次想看电视了，都会去活动室。”

（5）如果采用上述方法效果不理想，也可请求双方信赖的亲人、朋友或其他养老服务人员协助劝导。

小贴士

在请求老年人的亲人、朋友协助劝导时，养老服务人员应向其提前说明相关情况，与对方达成共识，避免其出于为自家老年人利益的考虑，说出不当言论，激化矛盾。

（五）处理老年人投诉时的沟通技巧

（1）主动且礼貌地询问老年人投诉的原因。例如，养老服务人员可以说：“我们有哪些服务不到位的地方吗？您尽管说。”

（2）倾听老年人的投诉，了解事情原委，并思考服务工作中是否存在不足之处。

（3）向老年人表达歉意，即使是老年人做得不对，也不宜直接指责老年人。

（4）针对老年人对服务工作的误解，应耐心地解释。例如，当老年人对房间安排不满时，养老服务人员可以解释说：“我们不是不帮您换房间，而是现在没有空余的单人间，我们正在努力协调……”

（5）提出合理的解决方案，以表示对老年人的重视。例如，在老年人投诉护理员服务态度差时，养老服务人员可以说：“我们已经批评过护理员小李了，之后会加强培训。后面我们安排护理员小常照顾您可以吗？他服务经验丰富，工作也很细心。”

任务实施

与机构养老老年人沟通情景模拟

【任务背景】

常爷爷患有阿尔茨海默病，存在轻度认知障碍。某日，常爷爷在养老院内迷路，闯进了叶爷爷的房间，把叶爷爷的房间弄得一团糟。叶爷爷不喜欢别人私自进自己的房间，见到弄乱的房间更加生气，便将常爷爷推了出去。常爷爷被推后，非常愤怒，和叶爷爷吵了起来。护理员小郑看到他们争吵，赶紧走了过去。看到小郑过来，常爷爷和叶爷爷都争着说自己的委屈，吵得更厉害了。

【实施流程】

（1）学生自由分组，每组 3 人。

（2）根据任务背景，一名学生扮演常爷爷，一名学生扮演叶爷爷，一名学生扮演小郑，模拟小郑与常爷爷、叶爷爷沟通的情景。

（3）教师随机选择几组上台表演并进行评价。

【实施记录】

根据任务实施情况填写表 7-1。

表 7-1　任务实施记录表

<table>
<tr><td>班级</td><td></td><td>组号</td><td></td><td>指导教师</td><td></td></tr>
<tr><td rowspan="4">小组成员</td><td>姓名</td><td>学号</td><td colspan="3">任务分工</td></tr>
<tr><td></td><td></td><td colspan="3"></td></tr>
<tr><td></td><td></td><td colspan="3"></td></tr>
<tr><td></td><td></td><td colspan="3"></td></tr>
<tr><td rowspan="2">沟通技巧运用</td><td>自我评价</td><td colspan="4"></td></tr>
<tr><td>组员评价</td><td colspan="4"></td></tr>
<tr><td>活动心得</td><td colspan="5"></td></tr>
</table>

任务二　与机构养老老年人的家属沟通

任务导入

护理员小潘在某养老院工作三年了，工作认真、仔细，一直备受老年人和家属的称赞。这天，小潘被指派去照顾新入院的程爷爷，为了让程爷爷的儿子程先生了解程爷爷在养老院的情况，小潘主动添加了程先生的微信，并经常给他发送程爷爷在养老院生活的照片、视频等。

第一天，小潘给程先生发送了程爷爷与别的老年人一起吃饭的照片，并说："今天程爷爷饮食正常，还认识了几个新朋友。晚上程爷爷说想回家了，不过您不用担心，刚入院的老年人都会想家，我们会尽快帮助程爷爷习惯养老院的生活的。"

第二天，小潘给程先生发送了程爷爷参加活动的视频，并说："程爷爷今天和其他老年人一起玩得很开心。"

……

第六天，小潘对程先生说："今天您有事没来看程爷爷，他有点儿不高兴，还说想孙子了，您可以等会儿和他通过视频聊聊天，安慰一下他，有空时多带着孙子来看看他。"

收到小潘的消息后，程先生立即和程爷爷进行了视频通话，向他解释了没去养老院的原因，并说下次带孙子一起去看他，程爷爷这才高兴起来。

思考：

（1）小潘可以选择哪些沟通方式与程爷爷的儿子沟通？

（2）与机构养老老年人的家属沟通有哪些技巧？

一、日常事项沟通技巧

日常事项沟通的内容主要包括以下几个方面：① 老年人的生理状况，包括饮食、睡眠等方面的具体情况；② 老年人的心理状况；③ 老年人在养老院产生的费用明细；④ 政策变动或重要通知。在与老年人的家属进行日常事项沟通时，养老服务人员需要掌握以下技巧。

（一）选择合适的沟通方式

养老服务人员应选择合适的沟通方式与老年人的家属沟通。

（1）面对面沟通。如果老年人的家属定期来看望老年人，养老服务人员可以与老年人的家属面对面沟通，详细讨论老年人的相关情况。

（2）电话沟通（见图 7-5）。如果老年人的家属无法经常来看望老年人，养老服务人员可以通过电话与他们保持沟通，分享老年人的近况，提醒他们多关心老年人。

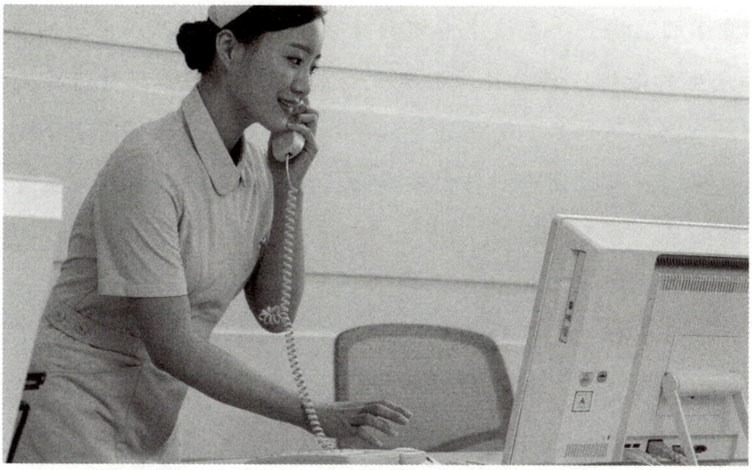

图 7-5　电话沟通

（3）使用聊天软件沟通。养老服务人员可以通过微信、QQ 等聊天软件，向老年人的家属发送文字、照片或视频等，方便他们了解老年人的日常生活情况。

（4）通过机构自有平台沟通。一些养老机构开发了自有平台，养老服务人员可以在平台上更新老年人的健康状况、活动记录等，利用平台与老年人的家属沟通。

（二）主动、及时沟通

养老服务人员应及时与老年人的家属沟通，主动告知他们老年人的相关情况，让老年人的家属放心。例如，在老年人入住后的第一周，可以每天向老年人的家属反馈老年人的适应情况；在调整老年人的服务协议前，先征求老年人家属的意见，在其同意后，定期反馈服务协议的执行效果。

同步案例

及时与老年人的家属沟通

孙奶奶，90 岁，患有多种基础疾病，在老伴离世后出现了认知障碍，需要专业的陪护。面对这种情况，孙奶奶的儿子李先生将她送入一家专业养老院。

入住养老院的第一天，孙奶奶就吵着要回家照顾自己的老伴，护理员小夏及时安抚了孙奶奶。然而第二天，李先生打来了投诉电话。原来，孙奶奶前一天晚上打电话跟儿子说不要住在养老院，李先生误以为是小夏护理不当所致。面对李先生的质疑，小夏讲述了孙奶奶情绪失控的过程和自己服务的过程。听完小夏的解释，李先生表示理解。

经过与李先生的沟通，小夏这才意识到及时与老年人的家属沟通的重要性，于是她主动添加了李先生的微信。后来几次孙奶奶闹情绪，小夏都及时将相关情况告知李先生。除此之外，每次孙奶奶参加文化娱乐活动时，小夏也会专门给孙奶奶拍照片，并将照片分享给李先生。一段时间后，孙奶奶逐渐适应了在养老院的生活，李先生也表示让小夏照顾自己的母亲，自己很放心。

（三）保持客观态度

在与老年人的家属沟通时，养老服务人员应保持客观态度，如实反映老年人的情况，不要刻意美化事实，确保老年人的家属能够全面、真实地了解老年人在养老机构的情况。

养老服务人员应优先分享老年人的积极情况，如老年人身体健康、积极参与活动、认识了新朋友等。这些正面信息有助于增强老年人的家属对养老服务的信心，提高服务满意度。

如果老年人存在某些问题，如不愿意吃饭、情绪不佳等，养老服务人员也应以理解和尊重的态度，如实地告知老年人的家属，并客观分析原因，给出专业建议。

小贴士

向老年人的家属反映老年人的情况时，养老服务人员不要对老年人做出负面评价，以免引起老年人的家属反感。

（四）提供事实依据

在与老年人的家属沟通时，养老服务人员要尽量提供事实依据，尤其是在沟通费用方面的问题时。当老年人的家属询问某项费用的具体情况时，养老服务人员可提供官方的收费标准或发票作为依据，证明费用的合理性和真实性。如果费用发生变动，养老服务人员应及时向老年人的家属解释原因，并提供相关的文件或记录。

除了提供费用依据外，养老服务人员还应向老年人的家属提供服务记录，如老年人签字确认的服务验收表、老年人的相关照片和视频等。

（五）鼓励老年人的家属反馈

在沟通过程中，养老服务人员应询问老年人的家属对服务的意见，鼓励老年人的家属反馈。无论反馈是正面的还是负面的，养老服务人员都应积极回应，表达对他们的感谢。例如，周爷爷的儿子对护理员小吴说："希望你们能多组织一些社交活动，让我爸爸能与其他老年人多交流。"小吴可以这样回应："非常感谢您的建议。我们会认真考虑并尽量安排相关活动，以满足您父亲的需求。"

二、特殊事项沟通技巧

养老机构的应急机制

特殊事项（如老年人发生意外事故、突然出院等）发生频率较低，但是沟通难度也相对较大。养老服务人员应学会在特殊事项发生后与老年人的家属沟通。

（一）老年人发生意外事故时的沟通技巧

常见的老年人意外事故包括摔伤（见图 7-6）、突发疾病、走失等。老年人发生意外事故时，养老服务人员应做好以下沟通工作：

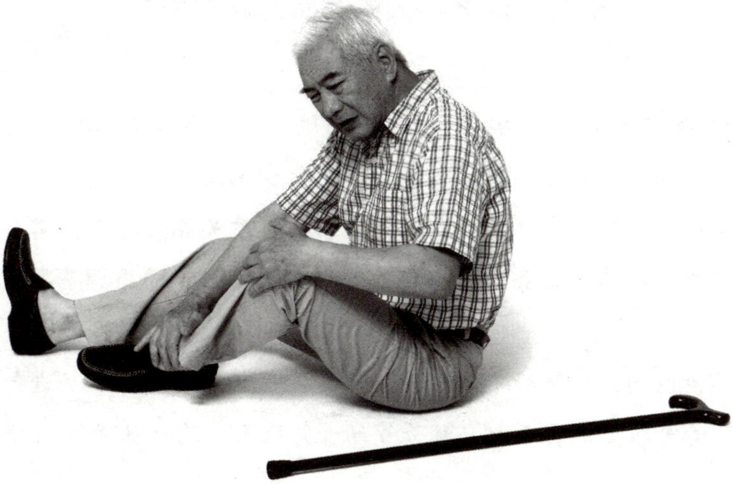

图 7-6　摔伤

（1）立即通知老年人的家属，并详细介绍事情的经过，包括事故发生的时间、原因和养老机构采取的措施等。在沟通过程中，注意实事求是，不要故意隐瞒相关信息，以免激化矛盾。

（2）如果老年人的家属因愤怒、担忧等发表过激言论，养老服务人员应保持冷静，安抚他们的情绪，不要反驳或指责老年人的家属。

（3）在沟通中明确双方的责任和义务。如果养老机构存在过失，应主动承担责任，并提出合理的解决方案。同时，也要让老年人的家属了解他们的责任和义务，以免老年人的家属提出不合理的赔偿要求。

（二）老年人突然出院时的沟通技巧

老年人由于种种原因突然被家属接出养老机构时，养老服务人员需要做好以下沟通工作：

（1）主动了解出院的具体原因，如服务未能满足需求、对护理质量有意见等。如果老年人的家属提出了具体的意见，养老服务人员应详细记录，并及时向上级反映。

（2）提供详尽的出院指导，确保出院过程顺利。养老服务人员应详细说明如何办理出院手续，指导老年人的家属填写相关表格、结清账款，协助整理老年人的个人物品等。

（3）根据老年人的具体情况，为老年人的家属提供一些照顾老年人的实用建议。

（4）在老年人正式出院时，养老服务人员应向老年人及其家属表达感谢和祝福，如说“感谢这段时间以来您对我们的支持和信任，祝您身体健康！”。

任务实施

与机构养老老年人的家属沟通情景模拟

【任务背景】

案例一：吴奶奶，88岁，丧偶，已入住养老院五年。入住养老院时，吴奶奶被评估为中度失能老年人。吴奶奶的儿子在外地工作，平常很少来看望吴奶奶。近一年来，吴奶奶自理能力明显下降。经专业机构评估，吴奶奶被评估为重度失能老年人，需要提升护理等级，入住费用也会随之增加。养老服务人员小赵准备就护理等级和费用调整事宜与吴奶奶的儿子沟通。

案例二：某养老院内，林爷爷突然发高烧，院内医护人员对林爷爷进行了治疗，但是林爷爷一直不退烧。养老服务人员小赵与林爷爷的女儿联系，沟通林爷爷的转院事宜。

【实施流程】

（1）学生自由分组，每组3人。

（2）根据任务背景，一名学生扮演吴奶奶的儿子，一名学生扮演林爷爷的女儿，一名学生扮演小赵，模拟小赵与吴奶奶的儿子、林爷爷的女儿沟通的情景。

（3）教师随机选择几组上台表演并进行评价。

【实施记录】

根据任务实施情况填写表 7-2。

表 7-2　任务实施记录表

<table>
<tr><td>班级</td><td></td><td>组号</td><td></td><td>指导教师</td><td></td></tr>
<tr><td rowspan="4">小组成员</td><td>姓名</td><td>学号</td><td colspan="3">任务分工</td></tr>
<tr><td></td><td></td><td colspan="3"></td></tr>
<tr><td></td><td></td><td colspan="3"></td></tr>
<tr><td></td><td></td><td colspan="3"></td></tr>
<tr><td rowspan="2">沟通技巧运用</td><td>自我评价</td><td colspan="4"></td></tr>
<tr><td>组员评价</td><td colspan="4"></td></tr>
<tr><td>活动心得</td><td colspan="5"></td></tr>
</table>

学习成果自测

1. 填空题

（1）根据相关国家标准，机构养老服务的内容主要包括____________服务、生活照料服务、膳食服务、清洁卫生服务、洗涤服务、医疗护理服务、文化娱乐服务、心理/精神支持服务、安宁服务等。

（2）对许多老年人来说，入住养老机构意味着从“被需要”的角色转变为“被照顾”的角色，这种转变常常会让他们产生____________、无用感。

（3）回答老年人咨询的问题时，养老服务人员要坚持____________原则，提供真实、准确的信息，不弄虚作假。

（4）在与老年人的家属沟通时，养老服务人员应保持____________态度，如实反映老年人的情况，不要刻意美化事实，确保老年人的家属能够全面、真实地了解老年人在养老机构的状况。

2. 选择题

（1）养老机构提供的老年人衣物、被褥等织物的收集、清洗和消毒服务属于（　　）。

A. 生活照料服务　　B. 清洁卫生服务

C. 医疗护理服务　　D. 洗涤服务

（2）下列关于机构养老老年人的说法，正确的是（　　）。

A. 能力完好老年人不会入住养老机构

B. 中度失能老年人入住养老机构后，日常生活完全依赖护理员

C. 由于日常生活有人照顾，机构养老老年人不会产生焦虑感

D. 新入住老年人常常会感到孤独

（3）下列关于与机构养老老年人沟通的说法，不正确的是（　　）。

A. 养老服务人员应向新入住老年人主动介绍同住的老年人

B. 如果老年人之间发生冲突，养老服务人员要引导双方互相谅解

C. 为了吸引老年人入住，可以适当夸大养老机构的服务质量

D. 在服务过程中，养老服务人员要多询问老年人对服务的感受

（4）在养老院里，周爷爷正因儿子没有准时来看望自己而生气，养老服务人员不可以说（　　）。

A.“您儿子可能最近工作比较忙，抽不出时间来看您，但他心里一定很惦记您。”

B.“您儿子真是太不孝顺了，怎么能不来看您呢？您别难过了。”

C.“我帮您联系一下您儿子，看看他什么时候能来看望您。”

D.“您儿子最近比较忙，但您在这里有很多朋友，我们也会陪伴您，不会让您孤单的。”

（5）下列关于与机构养老老年人的家属沟通的说法，正确的是（　　）。

A. 如果老年人的家属无法经常来看望老年人，养老服务人员可以减少与他们沟通的频率

B. 在与老年人的家属沟通时，养老服务人员要尽量提供事实依据

C. 在与老年人的家属沟通时，应对老年人存在的问题避而不谈

D. 在老年人发生意外事故后，如果老年人的家属因担忧、愤怒等发表过激言论，养老服务人员应及时反驳

3. 简答题

（1）简述机构养老老年人的心理特征。

（2）简述为机构养老老年人提供日常服务时的沟通技巧。

（3）简述处理机构养老老年人投诉时的沟通技巧。

（4）简述与机构养老老年人的家属进行日常事项沟通的技巧。

学习成果评价

请进行学习成果评价，并将评价结果填入表 7-3 中。

表 7-3　学习成果评价表

<table>
<tr><td>班级</td><td></td><td>组号</td><td></td><td>日期</td><td></td></tr>
<tr><td>姓名</td><td></td><td>学号</td><td></td><td>指导教师</td><td></td></tr>
<tr><td>项目名称</td><td colspan="5">机构养老服务沟通技巧</td></tr>
<tr><td>评价项目</td><td colspan="2">评价内容</td><td>分值</td><td>自我评分</td><td>教师评分</td></tr>
<tr><td rowspan="5">理论知识
（40%）</td><td colspan="2">机构养老服务的对象和内容</td><td>5</td><td></td><td></td></tr>
<tr><td colspan="2">机构养老老年人的心理特征</td><td>5</td><td></td><td></td></tr>
<tr><td colspan="2">与机构养老老年人沟通的技巧</td><td>15</td><td></td><td></td></tr>
<tr><td colspan="2">与机构养老老年人的家属沟通日常事项的技巧</td><td>8</td><td></td><td></td></tr>
<tr><td colspan="2">与机构养老老年人的家属沟通特殊事项的技巧</td><td>7</td><td></td><td></td></tr>
<tr><td rowspan="2">实践技能
（40%）</td><td colspan="2">能够恰当地与机构养老老年人沟通</td><td>20</td><td></td><td></td></tr>
<tr><td colspan="2">能够恰当地与机构养老老年人的家属沟通</td><td>20</td><td></td><td></td></tr>
<tr><td rowspan="4">综合素养
（20%）</td><td colspan="2">积极参加学习活动，主动学习、思考、讨论</td><td>5</td><td></td><td></td></tr>
<tr><td colspan="2">具备良好的沟通态度</td><td>5</td><td></td><td></td></tr>
<tr><td colspan="2">培养认真负责、严谨务实的职业素养</td><td>5</td><td></td><td></td></tr>
<tr><td colspan="2">培养尊老敬老、孝老爱亲、爱岗敬业的品质，增强服务意识</td><td>5</td><td></td><td></td></tr>
<tr><td colspan="3">合计</td><td>100</td><td></td><td></td></tr>
<tr><td colspan="3">总分（自我评分×40%+教师评分×60%）</td><td colspan="3"></td></tr>
<tr><td>自我评价</td><td colspan="5"></td></tr>
<tr><td>教师评价</td><td colspan="5"></td></tr>
</table>

参考文献

[1] 刘文清，潘美意．老年服务沟通技巧［M］．2版．北京：机械工业出版社，2023．

[2] 李惠玲．老年人沟通技巧［M］．北京：科学出版社，2022．

[3] 雷雨，陶娟．老年服务礼仪与沟通技巧［M］．北京：北京理工大学出版社，2021．

[4] 马荣，管晶晶．老年人沟通技巧［M］．北京：北京理工大学出版社，2021．

[5] 徐晨，于立博．老年人沟通技巧［M］．北京：人民卫生出版社，2021．

[6] 谢红霞．沟通技巧［M］．4版．北京：中国人民大学出版社，2022．

[7] 丁桂凤．老年心理护理［M］．北京：北京理工大学出版社，2021．

[8] 王炯，王欣．沟通技巧［M］．2版．北京：高等教育出版社，2020．